GESUNDHEIT FÜR DEIN TIER DURCH KRAFTVOLLE ENERGIEARBEIT

Wohlbefinden durch energetische Reinigung und Tierkommunikation -Ohne Stress und Sorgen.

Claudia Cafuta

INHALT

EINLEITUNG

Warum dieses Buch?

Vorstellung des Themas und der Motivation dahinter

Willkommen zu einem einzigartigen und tiefgehenden Buch über die faszinierende Welt der energetischen Arbeit. In diesem Buch nehme ich dich mit auf eine Reise durch meine Erfahrungen, Erkenntnisse und Methoden, die ich in über 30 Jahren beruflicher Praxis entwickelt und verfeinert habe. Diese Reise ist nicht nur beruflicher Natur, sondern auch zutiefst persönlich, da sie meine tiefe Liebe und Verbundenheit zu Tieren widerspiegelt. Mein Ziel ist es, dir zu zeigen, wie du eine harmonische und gesunde Beziehung zu deinem Tier aufbauen kannst und wie du durch verschiedene Methoden der energetischen Arbeit das Wohlbefinden deines Tieres nachhaltig verbessern kannst.

Die Beziehung zwischen Mensch und Tier gehört zu den ältesten und tiefsten Verbindungen, die wir kennen. Sie ist geprägt von gegenseitigem Respekt, Vertrauen und einer besonderen Form der Kommunikation, die oft jenseits der Worte stattfindet. In unserer modernen Welt haben viele Menschen den Zugang zu dieser natürlichen Verbindung verloren. Doch es ist nie zu spät, diese Verbindung wiederherzustellen und zu vertiefen. Dieses Buch soll dir dabei helfen, die Sprache der Tiere besser zu verstehen und auf ihre Bedürfnisse einzugehen.

In den folgenden Kapiteln werde ich dir verschiedene Ansätze und Techniken vorstellen, die ich in meiner Praxis anwende. Ein besonderer Fokus liegt dabei auf der energetischen Arbeit, die ich als einen der Schlüssel zu einer tiefen und nachhaltigen Heilung betrachte. Diese Techniken ermöglichen es uns, auf einer tieferen Ebene mit unseren Tieren zu kommunizieren und ihre gesundheitlichen sowie emotionalen Bedürfnisse besser zu verstehen.

Ein zentraler Bestandteil dieses Buches ist die Vorstellung konkreter Übungen und Fallbeispiele, die dir zeigen, wie du die vorgestellten Methoden selbst anwenden kannst. Es geht darum, dir Werkzeuge an die Hand zu geben, mit denen du das Wohlbefinden deines Tieres förderst und eine tiefere Bindung zu ihm aufbauen kannst. Dabei werde ich auch auf häufige Probleme und Herausforderungen eingehen, mit denen viele Tierhalter konfrontiert sind, und dir praktische Lösungen anbieten.

Ein weiterer wichtiger Aspekt ist die persönliche Entwicklung des Tierhalters. Nur wenn wir selbst in einem ausgeglichenen und bewussten Zustand sind, können wir unserem Tier die bestmögliche Unterstützung bieten. Ich werde dir zeigen, wie du durch einfache Übungen und eine bewusste Lebensweise deine eigene Energie und Ausstrahlung verbessern kannst, was sich wiederum positiv auf dein Tier auswirken wird.

Dieses Buch richtet sich nicht nur an erfahrene Tierhalter und Therapeuten, sondern auch an jene, die gerade erst beginnen, sich mit der Gesundheit und dem Wohlbefinden ihrer Tiere auseinanderzusetzen.

ZIELSETZUNG DES BUCHES

Es ist mein Wunsch, dass jeder Leser – unabhängig von seinem Vorwissen – wertvolle Informationen und Inspirationen aus diesem Buch mitnimmt.

Denn jeder von uns kann dazu beitragen, das Leben der Tiere, die uns anvertraut sind, ein Stück besser zu machen.

Die Geschichten und Erfahrungen, die ich in diesem Buch teile, sollen dir Mut machen und zeigen, dass es immer Wege gibt, die Gesundheit und das Wohlbefinden deines Tieres zu verbessern. Oft sind es die kleinen Dinge, die einen großen Unterschied machen. Eine veränderte Haltung, ein besseres Verständnis für die Bedürfnisse des Tieres oder eine neue Behandlungsmethode – all das kann dazu beitragen, dass dein Tier ein glücklicheres und gesünderes Leben führt.

Lass uns gemeinsam auf diese Reise gehen und die wunderbare Welt der facettenreichen energetischen Arbeit erkunden. Entdecke, wie viel du für dein Tier tun kannst und wie du durch eine bewusste und liebevolle Herangehensweise eine tiefe und erfüllende Beziehung zu deinem tierischen Gefährten aufbauen kannst. Ich lade dich ein, dieses Buch mit offenem Herzen und neugierigem Geist zu lesen und freue mich darauf, dich auf diesem Weg zu begleiten.

Ziel des Buches: Eine tiefere Verbindung zwischen Mensch und Tier durch energetische Arbeit

Verbesserung der Tiergesundheit durch Energiearbeit

Das Hauptziel dieses Buches ist es, dir als Tierhalter eine umfassende Anleitung zur energetischen Arbeit mit deinem Tier zu bieten. Energetische Arbeit ist ein kraftvolles Werkzeug, das weit über die körperliche Ebene hinausgeht und direkt das energetische System deines Tieres beeinflusst. Tiere sind sehr empfänglich für die Energien in ihrer Umgebung, und oft spiegeln ihre gesundheitlichen Probleme energetische Ungleichgewichte wider. In diesem Buch lernst du, wie du diese Energien wahrnehmen und gezielt beeinflussen kannst, um das Wohlbefinden deines Tieres zu steigern. Dazu gehört auch das Erkennen und Lösen von energetischen Blockaden, die häufig die Ursache für gesundheitliche Probleme sind. Durch die Anwendung der hier vorgestellten Techniken kannst du die Selbstheilungskräfte deines Tieres aktivieren und unterstützen, was zu spürbaren Verbesserungen seiner Gesundheit führt. Die Fähigkeit, energetische Arbeit anzuwenden, ermöglicht es dir, deinem Tier auf einer tieferen Ebene zu helfen und es in seiner körperlichen sowie geistigen Gesundheit zu fördern.

Stärkung der emotionalen Bindung zwischen dir und deinem Tier

Ein weiteres zentrales Anliegen dieses Buches ist es, die emotionale Bindung zwischen dir und deinem Tier zu stärken. Die Beziehung zwischen Mensch und Tier basiert nicht nur auf körperlicher Nähe und alltäglichen Interaktionen, sondern auch auf einem tiefen energetischen Austausch. Tiere kommunizieren auf vielen Ebenen, oft subtiler, als uns bewusst ist. Dieses Buch zeigt dir Wege, wie du diese feinen Kommunikationssignale besser wahrnehmen und darauf reagieren kannst. Durch gezielte energetische Arbeit und spezielle Techniken der Tierkommunikation kannst du ein tieferes Verständnis für die Bedürfnisse und Emotionen deines Tieres entwickeln. Diese verstärkte Kommunikation und das daraus resultierende Vertrauen schaffen eine harmonischere und erfüllendere Beziehung. Wenn du die in diesem Buch beschriebenen Methoden anwendest, wirst du feststellen, dass dein Tier entspannter und zufriedener ist und eure Bindung auf eine neue Ebene gehoben wird. Die emotionale Nähe, die durch diese Arbeit entsteht, führt zu einer stärkeren Partnerschaft, in der sich sowohl Mensch als auch Tier verstanden und geschätzt fühlen.

Langfristige Pflege und Prävention von Krankheiten

Neben der akuten Unterstützung der Gesundheit deines Tieres legt dieses Buch großen Wert auf die langfristige Pflege und Prävention von Krankheiten. Ein ganzheitlicher Ansatz, der sowohl körperliche als auch energetische Aspekte berücksichtigt, ist der Schlüssel zu einem gesunden und erfüllten Leben für dein Tier. Durch die regelmäßige Anwendung der im Buch vorgestellten energetischen Techniken kannst du nicht nur aktuelle gesundheitliche Probleme deines Tieres lindern, sondern auch präventiv wirken. Das bedeutet, potenzielle Probleme zu erkennen, bevor sie sich manifestieren, und so das allgemeine Wohlbefinden deines Tieres zu fördern. Das Buch ermutigt dich, die energetische Arbeit als integralen Bestandteil der täglichen Pflege deines Tieres zu betrachten. So wird dein Tier nicht nur körperlich, sondern auch energetisch im Gleichgewicht gehalten, was die Grundlage für ein langes und gesundes Leben bildet. Die präventive Arbeit trägt dazu bei, dass dein Tier widerstandsfähiger gegenüber Krankheiten wird und seine Lebensqualität langfristig erhalten bleibt.

Insgesamt führt dich dieses Buch Schritt für Schritt durch die Prozesse der energetischen Arbeit, stärkt die Beziehung zu deinem Tier und bietet dir Werkzeuge zur langfristigen Gesundheitsvorsorge. Indem du diese Techniken in deinen Alltag integrierst, schaffst du eine Umgebung, in der dein Tier nicht nur überlebt, sondern wirklich gedeiht. Es ist eine Reise zu einer tieferen Verbindung und einem besseren Verständnis, die dir und deinem Tier viele positive Veränderungen bringen wird.

LINKS UND RESSOURCEN

Herzlich willkommen in meiner energetischen Welt. Ich freue mich, dir als Leser meines Buches „Stressabbau für dich und dein Tier durch Energiearbeit" ein exklusives Geschenk machen zu können.

Es ist nicht irgendein Bonus, sondern etwas, das dich im Alltag in vielen Lebensbereichen unterstützen wird.

Exklusiv für Buchleser – schalte jetzt den kostenlosen Kurs frei und lerne, wie du Stress effektiv reduzierst und deinem Tier zu mehr Ruhe und Entspannung verhilfst.

Ich schenke dir den Zugang zu einem besonderen Onlinekurs, der normalerweise 333 € kostet, aber für dich als Buchleser absolut kostenfrei erhältlich ist.

https://buch.tierdolmetscherin-cafuta.de/

Deine Vorteile:

Vorteil 1: Schneller Stressabbau

Du lernst in einfachen Schritten, wie du Stress effektiv und nachhaltig reduzierst. Dein Alltag wird ruhiger und entspannter, und du wirst dich energiegeladener fühlen.

Vorteil 2: Mehr innere Ruhe und Gelassenheit

Mit den Techniken aus dem Kurs wirst du innere Ruhe finden und Gelassenheit in stressigen Situationen bewahren. Dein Umgang mit Herausforderungen wird sich positiv verändern.

Vorteil 3: Verbesserte Konzentration und Fokus

Durch weniger Stress wirst du klarer denken und fokussierter handeln können. Dadurch erledigst du Aufgaben schneller und effizienter, was dir mehr Zeit für dich selbst schenkt.

Vorteil 4: Höhere Lebensqualität

Mit weniger Stress und mehr emotionalem Ausgleich wirst du eine insgesamt höhere Lebensqualität genießen. Dein Wohlbefinden wird sich spürbar verbessern, und du wirst mehr Freude an deinen täglichen Aufgaben haben.

Vorteil 5: Langfristige Stressprävention

Der Kurs gibt dir Werkzeuge an die Hand, die du auch langfristig einsetzen kannst, um Stress vorzubeugen. Du lernst, dich rechtzeitig vor Überlastung zu schützen und dein emotionales Gleichgewicht dauerhaft zu stabilisieren.

Freischalten und die positiven Veränderungen in deinem Leben erleben!

Scanne den QR-Code oder rufe die Webseite auf, um deinen exklusiven Buchbonus zu erhalten. Starte in eine stressfreie Zukunft und komme der harmonischen Beziehung zu deinem Liebling ein Stück näher.

https://buch.tierdolmetscherin-cafuta.de/

Lass uns diesen Weg gemeinsam gehen und die erfolgreiche Reise jetzt beginnen.

KAPITEL 1: GRUNDLAGEN DER ENERGIEARBEIT FÜR TIERE

WAS IST ENERGIEARBEIT?

Energiearbeit bietet eine Vielzahl von Vorteilen für Tiere, die weit über die traditionellen Methoden der Tierpflege hinausgehen. Durch den gezielten Einsatz energetischer Techniken können sowohl körperliche als auch emotionale Probleme behandelt werden. Die Anwendung von Energiearbeit ermöglicht es, Blockaden zu lösen, das Wohlbefinden zu steigern und die Heilung zu fördern. In diesem Kapitel werden die wichtigsten Vorteile der Energiearbeit für Tiere detailliert erläutert.

Ganzheitlicher Ansatz

Energiearbeit betrachtet das Tier als Ganzes und nicht nur seine körperlichen Symptome. Sie bezieht auch die emotionalen und mentalen Aspekte des Tieres mit ein. Dieser ganzheitliche Ansatz ermöglicht es, tiefere Ursachen von Problemen zu erkennen und zu behandeln. Es ist wichtig zu verstehen, dass körperliche Beschwerden oft durch emotionale oder energetische Ungleichgewichte verursacht werden. Die Energiearbeit zielt darauf ab, diese Ungleichgewichte zu korrigieren.

Verbesserung des Wohlbefindens

Einer der größten Vorteile der Energiearbeit ist die Verbesserung des allgemeinen Wohlbefindens des Tieres. Durch die Anwendung von Techniken wie Reiki, Akupressur und anderen energetischen Methoden können Stress und Angst reduziert werden. Dies führt zu einer entspannten und friedlichen Haltung des Tieres. Tiere, die regelmäßig energetisch behandelt werden, zeigen oft eine erhöhte Vitalität und Lebensfreude. Sie sind entspannter und glücklicher, was sich positiv auf ihre allgemeine Gesundheit auswirkt.

Unterstützung der Heilung

Energiearbeit kann die Heilung von Verletzungen und Krankheiten unterstützen. Durch die Förderung des Energieflusses im Körper wird die natürliche Heilungsfähigkeit des Tieres aktiviert. Dies kann besonders hilfreich bei chronischen Erkrankungen oder langwierigen Heilungsprozessen sein. Die Energiearbeit wirkt auf subtile Weise und unterstützt den Körper dabei, sich selbst zu heilen. Sie kann auch in Kombination mit herkömmlichen medizinischen Behandlungen eingesetzt werden, um deren Wirksamkeit zu steigern.

Linderung von Schmerzen

Schmerzen können die Lebensqualität eines Tieres erheblich beeinträchtigen. Energiearbeit bietet eine effektive Möglichkeit, Schmerzen zu lindern und das Wohlbefinden zu verbessern. Durch den Einsatz energetischer Techniken können Blockaden gelöst und der Energiefluss im Körper gefördert werden. Dies führt zu einer natürlichen Schmerzlinderung und einer verbesserten Beweglichkeit des Tieres. Besonders Tiere, die unter chronischen Schmerzen leiden, profitieren von regelmäßigen energetischen Behandlungen.

Verbesserung der Verhaltensprobleme

Energiearbeit kann auch dazu beitragen, Verhaltensprobleme zu lösen. Viele Verhaltensauffälligkeiten bei Tieren sind auf emotionale oder energetische Ungleichgewichte zurückzuführen. Durch den Einsatz von Energiearbeit können diese Ungleichgewichte ausgeglichen und das Verhalten des Tieres verbessert werden. Tiere, die ängstlich, aggressiv oder gestresst sind, können durch energetische Behandlungen beruhigt und harmonisiert werden. Dies führt zu einem ausgeglicheneren und zufriedeneren Tier.

Geschichte der Energiearbeit

Die Geschichte der Energiearbeit reicht weit zurück und ist kein Phänomen unserer modernen Zeit. Schon Schamanen, Medizinmänner und Druiden arbeiteten seit jeher mit energetischen Werkzeugen, jeder auf seine eigene Art und Weise. Besondere Tage im Jahr, an denen der Energiefluss zwischen Natur, Universum, Mensch und Tier besonders intensiv ist, basieren auf den alten Kalendern der Kelten und Germanen. Dazu zählen die Wintersonnenwende, die Walpurgisnacht, die Sommersonnenwende und die Rauhnächte, die vom 24. Dezember bis zum 6. Januar andauern. Diese Tage und ihre Bedeutung sind vielen von uns bekannt, auch wenn wir oft vergessen haben, wie eng sie mit energetischen Praktiken verbunden sind.

Die Prinzipien der Energiearbeit

Der Begriff "Energiearbeit" mag neu erscheinen, da er erst seit den frühen 2000er Jahren populär geworden ist, doch die Praxis selbst ist uralt und in vielen Kulturen tief verwurzelt. Oft wird dabei nur das Negative wahrgenommen, wie bei Begriffen wie Voodoo, die sofort mit Furcht und Unheil verbunden werden. In bestimmten Kulturen gehört die energetische Arbeit jedoch ganz selbstverständlich zum Alltag – man lernt sie von klein auf und betrachtet sie als normal.

Auch die Wissenschaft liefert zunehmend Beweise für die Existenz von Energiefeldern. Wichtig dabei ist, im Hier und Jetzt zu sein – etwas, das für Tiere ganz selbstverständlich ist.

Ziel der Energiearbeit ist es, mehr im Moment zu leben, anstatt sich ständig in der Vergangenheit oder Zukunft zu verlieren.

Energiearbeit bedeutet, mehr Energie wahrzunehmen und zu empfangen, eine andere Ebene kennenzulernen, mit der man sich bisher vielleicht noch nicht beschäftigt hat. Zwei wesentliche Prinzipien der Spiritualität stehen dabei im Mittelpunkt: "Wie oben, so unten" und "Wie innen, so außen". Diese Prinzipien besagen, dass das, worauf du deine Aufmerksamkeit richtest, größer wird.

Das erste Prinzip, auch Spiegelprinzip genannt, besagt, dass das, was du in deinem äußeren Umfeld wahrnimmst, oft eine Reflexion deines inneren Zustands ist. Wenn du dich beispielsweise über eine Kollegin ärgerst, die ständig über ihre Zugverspätungen klagt, könnte es einen Teil in dir geben, der dieses Verhalten spiegelt – auch wenn es dir unangenehm ist. Bei Tieren zeigt sich dies oft darin, dass sie Verhaltensweisen ihrer Besitzer widerspiegeln, die diese nicht sehen oder hören wollen.

Das zweite Prinzip, "Worauf du deine Aufmerksamkeit richtest, wird größer", ist leicht verständlich. Wenn du ständig denkst, dass du eine Prüfung nicht bestehen wirst, wird dies höchstwahrscheinlich auch so eintreten. Auf der anderen Seite, wenn du positiv denkst, ist die Wahrscheinlichkeit größer, dass das gewünschte Ergebnis eintritt. Natürlich funktioniert dies nicht immer sofort und nicht immer bei großen Zielen, aber kleine Schritte und eine stetige positive Ausrichtung führen oft zu überraschenden Veränderungen.

Meine Methode:

Mensch und Tier im Einklang: Eine ganzheitliche Methode für das Wohlbefinden von dir und deinem Tier

In meiner über dreißigjährigen Erfahrung als Tierheilpraktikerin und Tierphysiotherapeutin habe ich die Methode „Mensch und Tier im Einklang" entwickelt. Diese Methode kombiniert fundierte energetische Arbeit mit modernen Erkenntnissen der Tiermedizin und Tierpsychologie. Sie hilft dir, negative Energien in deinem Umfeld zu erkennen und aufzulösen, um das Wohlbefinden von dir und deinem Tier nachhaltig zu verbessern.

Erster Schritt:

Analyse und energetische Reinigung

Zunächst klären wir gemeinsam, ob in deinem Zuhause, im Stall, im Büro oder auf dem Grundstück, wo sich deine Tiere aufhalten, negative Energien vorhanden sind. Diese können durch frühere Bewohner, historische Ereignisse oder die Umgebung selbst verursacht werden. Eine energetische Reinigung ist der erste wichtige Schritt, um die Grundlage für das Wohlbefinden zu schaffen. Ich arbeite dabei mit Hausclearings, die möglicherweise wiederholt durchgeführt werden müssen, um alle störenden Energien vollständig zu entfernen.

Zweiter Schritt:

Stall- und Haltungsanalyse

Besonders bei Pferden ist es wichtig, das Haltungssystem genau zu betrachten. Ob dein Pferd in einer Box, einem Offenstall oder einem Aktivstall untergebracht ist, spielt eine entscheidende Rolle. Ich überprüfe wissenschaftlich fundiert die Haltungsbedingungen und erarbeite gemeinsam mit dir Lösungen, um die Lebensqualität deines Tieres deutlich zu verbessern. Oft reichen schon kleine Anpassungen aus, um große Veränderungen zu bewirken, sodass du zur optimalen Pflege und Betreuung deines Tieres beitragen kannst.

Dritter Schritt:

Fütterung und Wasserqualität

Ein weiterer wesentlicher Faktor für das Wohlbefinden deines Tieres ist die Fütterung. Ich überprüfe die Qualität des Futters, der Heuversorgung und die Wasserqualität. Diese Aspekte sind enorm wichtig für das allgemeine Wohlbefinden deines Tieres. Wenn nötig, empfehle ich gezielte Nahrungsergänzungen, um sicherzustellen, dass dein Tier alles bekommt, was es für ein gesundes und aktives Leben benötigt.

Vierter Schritt:

Bewegung und Therapie

Ich analysiere auch die Bewegung deines Tieres und stelle sicher, dass es ausreichend und artgerecht beschäftigt wird. Zudem können verschiedene Therapieansätze wie Lasertherapie oder Faszien-Frequenztherapie eingesetzt werden, um das Wohlbefinden deines Tieres weiter zu fördern und seine Lebensqualität zu steigern. Die richtige Bewegung und die passende Therapie sind wichtige Bausteine, um sicherzustellen, dass sich dein Tier rundum wohlfühlt.

Dauer und Erfolg

In der Regel dauert die Grundtherapie etwa sechs Wochen. Bei chronischen Fällen kann die Behandlung etwas länger in Anspruch nehmen. Regelmäßige Rückmeldungen von dir und eine Anpassung der Maßnahmen sind entscheidend, um die besten Ergebnisse zu erzielen.

Ich biete auch eine kontinuierliche Begleitung an, um sicherzustellen, dass dein Tier dauerhaft in bester Verfassung bleibt.

Tierkommunikation

Ein wesentlicher Bestandteil meiner Methode ist die Tierkommunikation. Sie ermöglicht es mir, direkt mit deinem Tier in Kontakt zu treten und seine Bedürfnisse und Wünsche besser zu verstehen. So kann ich die Maßnahmen individuell anpassen und optimale Ergebnisse erzielen. Ein Beispiel: Eine Hündin, die trotz bester Haltungsbedingungen plötzlich Symptome zeigte, offenbarte durch die Tierkommunikation ihren unerfüllten Wunsch nach Welpen. Nach dieser Erkenntnis konnte ich gezielt darauf eingehen und ihr das geben, was sie brauchte, um sich wieder wohlzufühlen.

Mensch und Tier im Einklang" – das ist nicht nur der Name meiner Methode, sondern auch das Ziel meiner Arbeit. Gemeinsam schaffen wir eine harmonische und gesunde Beziehung zwischen dir und deinem Tier, sodass ihr beide euch in eurem Umfeld wohlfühlt und das Leben miteinander genießen könnt.

WARUM ENERGIEARBEIT FÜR TIERE?

Die Verbindung zwischen Mensch und Tier

Ein weiterer Vorteil der Energiearbeit ist die Stärkung der Bindung zwischen dem Tier und seinem Besitzer. Durch die energetische Arbeit wird das Vertrauen sowie die Kommunikation zwischen beiden verbessert, was zu einer tieferen und harmonischeren Beziehung führt. Tiere, die regelmäßig energetisch behandelt werden, zeigen oft eine erhöhte Anhänglichkeit (nicht zu verwechseln mit Stalking, das es ebenfalls geben kann) und Zuneigung zu ihren Besitzern. Dies stärkt das Band und fördert ein glückliches und erfülltes Zusammenleben.

Vorteile der Energiearbeit für die Tiergesundheit

- Verbesserung des energetischen Allgemeinzustands.

- Förderung von Entspannungszuständen und Stressabbau.

- Ausgleich des Energieflusses im Körper und der Chakren.

- Tieferer und erholsamerer Schlaf.

- Wohliges Gefühl im gesamten Körper.

Vergleich zu konventionellen Methoden

Energiearbeit und konventionelle Methoden in der Tiergesundheit bieten zwei unterschiedliche Ansätze zur Behandlung und Pflege von Tieren, die sich in ihrer Herangehensweise und ihrem Fokus unterscheiden. Während konventionelle Methoden wie tierärztliche Behandlungen, Medikamente und chirurgische Eingriffe oft auf die physische Gesundheit und akute

Symptome abzielen, geht die Energiearbeit tiefer in die feinstofflichen Ebenen von Körper und Geist.

Konventionelle Methoden sind in der Regel wissenschaftlich fundiert und basieren auf nachweisbaren medizinischen Praktiken. Sie sind besonders wirksam bei akuten Verletzungen, Infektionen oder schweren Krankheiten, bei denen eine schnelle und direkte Intervention erforderlich ist. Tierärzte diagnostizieren, verschreiben Medikamente oder führen Operationen durch, um das Leben des Tieres zu retten oder dessen Lebensqualität zu verbessern. Diese Methoden sind unverzichtbar in der modernen Tiermedizin und haben unzählige Tiere geheilt oder zumindest deren Leiden gelindert.

Energiearbeit hingegen basiert auf dem Verständnis, dass jedes Lebewesen ein energetisches Feld besitzt, das im Gleichgewicht gehalten werden muss, um Gesundheit und Wohlbefinden zu gewährleisten. Diese Methode zielt darauf ab, energetische Blockaden zu lösen, die den natürlichen Fluss der Lebensenergie stören könnten. Energiearbeit kann besonders bei chronischen Leiden, Stress oder Verhaltensproblemen hilfreich sein, wo konventionelle Methoden an ihre Grenzen stoßen.

Der größte Unterschied zwischen beiden Ansätzen liegt im Fokus: Konventionelle Methoden konzentrieren sich auf die Symptome und deren schnelle Linderung, während die Energiearbeit das gesamte Wesen betrachtet und nach den Ursachen der Störungen sucht. Beide Ansätze können sich jedoch hervorragend ergänzen, indem sie sowohl körperliche als auch energetische Aspekte der Tiergesundheit berücksichtigen.

Erfolgsbeispiele und Fallstudien

Fallbeispiel: Ein Hund mit Magen-Darm-Problemen

Ein eindrucksvolles Beispiel für die Vorteile der Energiearbeit ist der Fall eines Hundes, der seit fast sieben Jahren an Magen-Darm-Problemen litt. Die Besitzer waren verzweifelt und hatten bereits zahlreiche Therapeuten konsultiert, jedoch ohne Erfolg. Sie hatten sämtliche Futtersorten ausprobiert, von Trockenfutter über Nassfutter bis hin zu BARF. Doch keine dieser Umstellungen führte zu einer Verbesserung. Schließlich stellte sich heraus, dass die Ursache in der Gabe von Leckerlis lag. Der Hund erhielt täglich ein trockenes Brötchen und eine bekannte Hundefuttermarke, die in rotem Papier mit einem Dalmatiner verpackt war. Durch die Tierkommunikation und die Eliminierung negativer Energien konnte diese Unstimmigkeit aufgedeckt werden. Nach der Einstellung der problematischen Leckerlis trat eine anhaltende Verbesserung ein.

Fallbeispiel: Eine Hündin aus Rumänien

Eine andere Geschichte handelt von einer Hündin aus Rumänien, die als Straßenhund gelebt hatte. Sie litt unter chronischem Durchfall, der über vier bis sechs Monate anhielt. Die Besitzer hatten bereits mehrere Tierärzte konsultiert, aber keiner konnte wirklich helfen. Das arme Tier und seine Besitzer mussten zwei- bis dreimal in der Nacht hinaus, und es gab keine Nacht, in der sie durchschlafen konnten. Als ich das erste Mal zu ihnen kam, behandelte ich die Hündin energetisch und schlug auch eine Futterumstellung vor. In dieser Nacht konnte das Tier zum ersten Mal seit einem halben Jahr durchschlafen, und auch die Besitzer fanden endlich wieder Ruhe. Natürlich waren sie anfangs misstrauisch und fragten sich, ob dies von Dauer sein würde oder ob etwas Schlimmes passiert war. Aber nein, es war der

Beginn eines normalen, gesunden Lebens, und das Ergebnis hielt an. Diese Behandlung dauerte nur eine halbe Stunde, aber sie löste die Folgen von sechs Monaten Durchfall und falscher Behandlung auf.

Fallbeispiel: Ein Hund mit Angstzuständen

Ein weiteres Beispiel ist ein Hund, der plötzlich unter starken Angstzuständen litt. Er wollte weder aus dem Haus gehen noch ins Haus zurückkehren und schien oft wie eingefroren. Die Besitzer waren in ein neues Haus gezogen, einen alten Bauernhof, wo noch drei Pferde „anwesend" waren, die nicht wussten, dass ihre Aufgabe dort erledigt war. Ein Hausclearing verbesserte die Situation, aber die Angstzustände des Hundes waren noch nicht ganz verschwunden. Durch Tierkommunikation fand ich heraus, dass eine Hochpotenz (D200), die der Hund erhalten hatte, die Ursache war. Diese Hochpotenz hatte genau das Gegenteil dessen bewirkt, was sie bewirken sollte. Nachdem die Wirkung der Hochpotenz abgeklungen und sie ausgeleitet war, beruhigte sich der Hund wieder. Dieses Beispiel zeigt, dass auch homöopathische Mittel energetisch wirken und bei hypersensiblen Tieren vorsichtig eingesetzt werden müssen.

KAPITEL 2: ENERGETISCHE REINIGUNG

WAS IST ENERGETISCHE REINIGUNG UND WIE FUNKTIONIERT SIE BEI TIEREN?

Energetische Reinigung funktioniert auf einer feinstofflichen Ebene und ist eine Technik, die darauf abzielt, negative Energien in Räumen, an Tieren oder Menschen zu identifizieren und aufzulösen. Diese negativen Energien können verschiedene Formen annehmen, darunter Störungen in den natürlichen Energiebahnen (Meridianen), Anhaftungen durch äußere Einflüsse oder sogar energetische Rückstände von vorherigen Ereignissen. Durch die energetische Reinigung werden diese Blockaden entfernt, sodass der natürliche Energiefluss wiederhergestellt und die Selbstheilungskräfte aktiviert werden können. Es gibt verschiedene Ansätze, die eine breite Palette von Möglichkeiten bieten, die jeweils auf die spezifischen Bedürfnisse und Umstände des Tieres abgestimmt werden können. Es ist wichtig, die Methode zu wählen, die am besten zu deinem Tier und seiner Situation passt.

Grundlegende Konzepte der energetischen Reinigung

Im Kern basiert die energetische Reinigung auf dem Konzept, dass alles, was uns umgibt, aus Energie besteht – sei es unser Zuhause, unser Arbeitsplatz oder sogar die Menschen und Tiere, die uns nahe stehen. Diese Energien können positiv, neutral oder negativ sein und beeinflussen unser Wohlbefinden auf unterschiedliche Weise.

Ein grundlegendes Konzept der energetischen Reinigung ist die Idee der „energetischen Verschmutzung". Dies bezieht sich auf die Anhäufung negativer Energien in einem Raum oder an einem Ort, die durch verschiedene Quellen entstehen können – etwa durch

Konflikte, Stress, Krankheit oder unangenehme Ereignisse. Solche Energien können stagnieren und das Gefühl von Schwere, Unwohlsein oder Unruhe hervorrufen. Die energetische Reinigung hilft dabei, diese negativen Energien zu lösen und den Raum wieder in seinen natürlichen, harmonischen Zustand zu versetzen.

Ein weiteres zentrales Konzept ist die Verwendung von Werkzeugen und Techniken, um den Reinigungsprozess zu unterstützen. Zu den gängigsten Methoden gehören Räucherungen mit Kräutern wie Salbei oder Palo Santo, die Verwendung von Klanginstrumenten wie Klangschalen oder Gongs sowie die Arbeit mit Kristallen oder Salzen. Diese Hilfsmittel wirken als Katalysatoren, um stagnierende Energien zu transformieren und zu klären.

Auch Clearings, die man als Löschungssatz bezeichnen kann, finden in verschiedenen Varianten Anwendung.

Ebenfalls wichtig ist das Prinzip der Intention. Bei der energetischen Reinigung spielt die bewusste Absicht eine entscheidende Rolle. Indem man sich klar darauf fokussiert, welche Art von Energie man entfernen möchte und welche man einladen will, steuert man den Reinigungsprozess in die gewünschte Richtung.

Zusammengefasst hilft die energetische Reinigung dabei, Räume und Orte energetisch zu klären, das Wohlbefinden zu steigern und ein harmonisches Umfeld zu schaffen. Es ist eine ganzheitliche Methode, die sowohl in der Prävention als auch in der Heilung von energetischen Störungen effektiv eingesetzt werden kann.

Die Wirkungsweise auf Tiere

Tiere reagieren oft sehr sensibel auf energetische Veränderungen in ihrer Umgebung. Ein deutliches Zeichen für das Vorhandensein energetischer Störungen kann ein verändertes

Verhalten deines Tieres sein. Beispiele dafür könnten sein, dass dein Hund plötzlich seinen Lieblingsplatz meidet, dein Pferd unerwartet in einer bestimmten Ecke der Reithalle scheut oder deine Katze lange Zeit auf einen scheinbar leeren Punkt im Raum starrt. Solche Verhaltensweisen sind oftmals schwer zu erklären, lassen sich jedoch durch eine energetische Reinigung häufig verbessern oder sogar vollständig auflösen.

Ein konkretes Beispiel aus der Praxis ist das Phänomen, dass Pferde „Gespenster" sehen. Manchmal haben Reiter das Gefühl, ihr Pferd reagiere auf etwas Unsichtbares in der Umgebung, indem es scheut oder nervös wird. Es könnte tatsächlich sein, dass das Pferd energetische Anomalien wahrnimmt, die dem menschlichen Auge verborgen bleiben. Durch gezielte energetische Reinigungen an diesen Stellen kann das Pferd oft schon nach wenigen Minuten wieder ruhig und gelassen an diesen Bereichen vorbeigehen. Dies zeigt, wie schnell und effektiv energetische Arbeit in bestimmten Fällen wirken kann und wie sie dazu beitragen kann, unnötige und teure Therapien zu vermeiden.

Ein Beispiel aus meiner Erfahrung

Ich erinnere mich an eine Situation mit meinem eigenen Pferd, das in einem Stall mit fünf anderen Pferden untergebracht war. Während alle anderen Pferde im Stall begannen zu husten, blieb mein Pferd zunächst verschont. Doch nach etwa einer Woche begann auch er zu husten, und der Husten klang besonders scharf und trocken. Zuerst vermutete ich, dass er sich bei den anderen Pferden angesteckt hatte, da ich zu dieser Zeit noch wenig Erfahrung mit energetischer Arbeit hatte. Ich versuchte, den Husten mit den üblichen Mitteln zu behandeln: Thymian, frische Luft, Bewegung und einer dickeren Decke, da es Winter war. Doch nach zwei Tagen zeigte sich keinerlei Verbesserung.

Ich beschloss, die Situation energetisch zu hinterfragen und stellte meinem Pferd die direkte Frage, ob es sich um ein energetisches Problem handeln könnte. Zu meiner Überraschung bejahte es. Die energetische Reinigung dauerte diesmal zwei ganze Tage, was ungewöhnlich lange war, aber danach verschwand der Husten komplett. Mein Pferd war gesund, während die anderen Tiere weiterhin husteten.

Ein weiteres Beispiel

In einem Fall aus meiner Praxis handelte es sich um einen Haushalt mit vier Katzen, die sich in zwei Paare aufgeteilt hatten. Als eine der Katzen verstarb, brachten die Besitzer das verstorbene Tier nach Hause, damit die anderen Katzen sich verabschieden konnten. Doch die Katze, die mit der Verstorbenen besonders eng verbunden war, zeigte deutliches Unwohlsein und wartete ständig auf ein Zeichen ihrer Rückkehr. Sie zog sich zurück und wollte nichts mit den verbleibenden Katzen zu tun haben. Nach einer energetischen Reinigung und einem unterstützenden Körperprozess konnte ich ihr verständlich machen, dass ihre Freundin nicht zurückkehren würde. Am selben Abend legte sich die Katze erstmals zu den anderen beiden, ein Verhalten, das zuvor nie beobachtet wurde. Dies verdeutlicht, wie tiefgreifend die Auswirkungen einer energetischen Reinigung sein können und wie sie dazu beitragen kann, emotionale Blockaden zu lösen und das Verhalten der Tiere positiv zu beeinflussen. Solche Erlebnisse zeigen, dass energetische Reinigung weit über die physische Gesundheit hinausgeht und auch das emotionale Wohlbefinden der Tiere verbessern kann.

Diese Beispiele verdeutlichen, wie effektiv und tiefgreifend energetische Reinigung sein kann und wie sie dazu beitragen kann, die Gesundheit und das Wohlbefinden deiner Tiere auf natürliche Weise zu fördern. Es ist eine wertvolle Ergänzung zu herkömmlichen

Behandlungsansätzen und kann oft die entscheidende Wendung zum Positiven herbeiführen. Indem du regelmäßig energetische Reinigungen durchführst und auf die feinstofflichen Signale deines Tieres achtest, kannst du seine Gesundheit und Lebensqualität nachhaltig verbessern.

WIE OFT SOLLTE ICH ENERGETISCHE REINIGUNGEN BEI MEINEM TIER DURCHFÜHREN?

Es empfiehlt sich, zu Beginn eine umfassende „Grundreinigung" durchzuführen, um das Energiefeld des Tieres von eventuellen Altlasten zu befreien. Danach kann eine regelmäßige Kontrolle ein- bis zweimal im Jahr ausreichend sein, um das energetische Gleichgewicht aufrechtzuerhalten. Solltest du jedoch Anzeichen dafür bemerken, dass dein Tier ungewöhnliches Verhalten zeigt oder gesundheitliche Probleme auftreten, ist es ratsam, früher eine energetische Reinigung in Erwägung zu ziehen. Eine schnelle Reaktion kann dazu beitragen, größere Probleme zu vermeiden und das Wohlbefinden deines Tieres schnell wiederherzustellen. Diese proaktive Herangehensweise ermöglicht es, potenzielle Störungen frühzeitig zu erkennen und zu behandeln, bevor sie sich zu größeren Problemen entwickeln. Auch regelmäßige kleinere energetische Überprüfungen können helfen, das Wohlbefinden deines Tieres dauerhaft zu sichern und eventuelle Blockaden sofort zu lösen.

Abhängigkeit von der individuellen Situation des Tieres

Die Abhängigkeit von der individuellen Situation des Tieres spielt eine entscheidende Rolle bei der Anwendung und Wirksamkeit von Energiearbeit. Jedes Tier ist einzigartig, mit seinen eigenen Erfahrungen, seiner Gesundheit und seinen Lebensumständen. Daher muss die Energiearbeit immer an die spezifischen Bedürfnisse und die aktuelle Situation des Tieres angepasst werden.

Ein wichtiger Aspekt ist der Gesundheitszustand des Tieres. Ein junges, gesundes Tier reagiert oft schneller auf energetische Behandlungen als ein älteres Tier, das möglicherweise unter chronischen Krankheiten leidet. Bei Tieren, die bereits längere Zeit krank sind oder unter Schmerzen leiden, kann es notwendig sein, die Energiearbeit über einen längeren Zeitraum hinweg durchzuführen, um nachhaltige Verbesserungen zu erzielen. In solchen Fällen ist Geduld gefragt, und die Therapie muss gegebenenfalls mehrfach angepasst werden, um den Bedürfnissen des Tieres gerecht zu werden.

Die Umgebung, in der das Tier lebt, ist ebenfalls ein bedeutender Faktor. Tiere, die in stressigen oder unruhigen Umgebungen leben, können energetisch stärker belastet sein und benötigen möglicherweise häufiger Reinigungen oder Ausgleichsmaßnahmen. Auch Veränderungen im Lebensumfeld, wie ein Umzug, der Verlust eines anderen Tieres oder Veränderungen in der familiären Situation, können die energetische Balance eines Tieres beeinflussen.

Ein weiterer wichtiger Punkt ist das Temperament und die Persönlichkeit des Tieres. Einige Tiere sind von Natur aus sensibler gegenüber energetischen Veränderungen und reagieren schneller auf Behandlungen. Andere benötigen mehr Zeit, um sich an die neuen Energien anzupassen. Hier ist es wichtig, dass der Besitzer aufmerksam beobachtet, wie das Tier auf die Energiearbeit reagiert, und die Behandlung entsprechend anpasst.

Letztlich muss die Energiearbeit immer individuell auf das Tier abgestimmt werden. Die spezifische Lebenssituation, der Gesundheitszustand und die Persönlichkeitsmerkmale des Tieres bestimmen, wie und in welchem Umfang energetische Methoden angewendet werden sollten. Nur so kann gewährleistet werden, dass die Behandlung wirklich effektiv ist und das Wohlbefinden des Tieres langfristig gefördert wird.

Indikatoren für den Bedarf an Reinigung

Es gibt verschiedene Anzeichen, die darauf hindeuten können, dass dein Tier oder seine Umgebung eine energetische Reinigung benötigt. Diese Anzeichen können physischer, emotionaler oder verhaltensbezogener Natur sein. Zu den häufigsten Indikatoren zählen:

- **Halsschmerzen oder Verlust der Stimme: Bei**

  Tieren äußert sich dies möglicherweise durch ungewöhnliche Lautäußerungen oder ein vermindertes Interesse an der Kommunikation.

- **Hartnäckiger Husten:**

  Ein anhaltender, unerklärlicher Husten kann ein Hinweis auf energetische Blockaden sein.

- **Chronischer intensiver Juckreiz:**

  Juckreiz, der trotz Behandlung nicht verschwindet, könnte durch negative Energien verursacht werden.

- **Kopfschmerzen und Migräne:**

  Obwohl Tiere uns ihre Kopfschmerzen nicht direkt mitteilen können, könnten Unruhe oder ungewöhnliches Verhalten auf solche Beschwerden hinweisen.

- **Magen-Darm-Probleme:**

  Anhaltende Verdauungsprobleme ohne erkennbare medizinische Ursache könnten energetischer Natur sein.

- **Rückenschmerzen und Schwindel:**

  Auch diese Symptome könnten durch energetische Störungen hervorgerufen werden, besonders wenn sie ohne physischen Grund auftreten.

- **Chronische Müdigkeit:**

  Wenn dein Tier ungewöhnlich lethargisch ist, könnte dies auf energetische Ungleichgewichte hinweisen.

- **Impfreaktionen:**

  Manche Tiere reagieren besonders sensibel auf Impfungen, was durch energetische Reinigungen abgemildert werden kann.

Auch wenn nicht jede Krankheit oder jedes Symptom auf eine energetische Störung zurückzuführen ist, sollte diese Möglichkeit in Betracht gezogen werden, insbesondere wenn herkömmliche Behandlungen keine Verbesserung bringen.

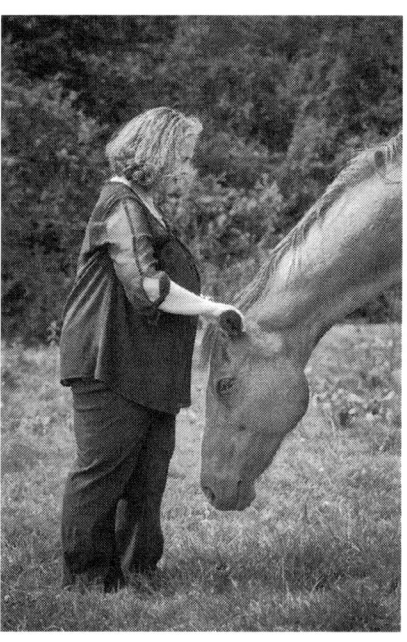

KAPITEL 3: ERKENNEN UND AUFLÖSEN VON ENERGETISCHEN BLOCKADEN

WIE KANN ICH ERKENNEN. OB MEIN TIER ENERGETISCHE BLOCKADEN HAT?

Symptome und Anzeichen

Das Erkennen energetischer Blockaden bei deinem Tier erfordert ein aufmerksames Beobachten der Umgebung, in der dein Tier lebt, sowie der Verhaltensweisen und körperlichen Symptome, die es zeigt. Energetische Blockaden können sich nicht nur durch das Verhalten deines Tieres manifestieren, sondern auch durch Veränderungen und Auffälligkeiten in deinem Zuhause, Büro oder an anderen Orten, die dein Tier regelmäßig besucht. Hier sind einige detaillierte Hinweise, die dir helfen können, energetische Blockaden zu identifizieren:

- **Flackerndes Licht:**

  Wenn in einem bestimmten Raum oder Bereich die Lichter immer wieder flackern oder regelmäßig ausgehen, könnte dies ein Zeichen für energetische Störungen sein. Ein solcher Ort könnte negative Energien anziehen oder blockierte Energie enthalten, die sich auf das Wohlbefinden deines Tieres auswirkt.

- **Elektrische Geräte, die ständig kaputt gehen:**

  Wenn elektrische Geräte, wie Fernseher, Computer oder Haushaltsgeräte, regelmäßig ausfallen oder kaputt gehen, obwohl sie technisch einwandfrei sind, kann dies auf eine energetische Unausgeglichenheit hindeuten. Solche Störungen können sowohl durch negative Energien als auch durch energetische Blockaden verursacht werden, die den Fluss der Lebensenergie behindern und dein Tier beeinträchtigen.

- **Streikende Internetverbindung:**

Trotz einer guten technischen Ausstattung kann es vorkommen, dass die Internetverbindung ständig unterbrochen wird oder extrem langsam ist. Dies könnte ein weiteres Anzeichen für energetische Blockaden sein, die den Informationsfluss stören und möglicherweise auch das Verhalten und die Gesundheit deines Tieres beeinflussen.

- **Häufige Mieter- oder Einstellerwechsel:**

Wenn du in einem Mehrfamilienhaus lebst oder dein Pferd in einem Pensionsstall untergebracht ist, in dem es oft zu Mieter- oder Einstellerwechseln kommt, könnte dies ein Zeichen für eine unruhige energetische Umgebung sein. Ein ständiger Wechsel von Bewohnern deutet darauf hin, dass sich Menschen (und auch Tiere) in dieser Umgebung nicht wohlfühlen und möglicherweise durch negative Energien oder Blockaden gestört werden.

- **Häufige Streitigkeiten:**

Wenn es in deinem Haushalt oder an deinem Arbeitsplatz regelmäßig zu Streitigkeiten kommt, kann dies ein Hinweis auf vorhandene energetische Blockaden sein. Eine negative oder angespannte Atmosphäre kann dein Tier stark belasten und dazu führen, dass es sich zurückzieht oder unruhig wird.

- **Frische Schnittblumen, die nur einen Tag halten:**

Normalerweise halten frische Schnittblumen mehrere Tage, manchmal sogar eine Woche oder länger. Wenn Blumen jedoch bereits nach einem Tag welken und verwelken, könnte dies ein Zeichen dafür sein, dass die Energie in dem Raum gestört ist. Diese negativen Energien können sich auch auf das Wohlbefinden deines Tieres auswirken.

- **Viele Trockenblumen oder künstliche Blumen im Haus:**

Trockenblumen und künstliche Blumen haben keine lebendige Energie. Wenn du viele solcher Dekorationen in deinem Zuhause hast, kann dies auf eine stagnierende oder blockierte Energie hinweisen. Dies kann dazu führen, dass sich auch dein Tier unwohl fühlt, da es die fehlende Lebensenergie wahrnimmt.

- **Alte Zeitungen und kaputte Dinge:**

Das Aufbewahren von alten Zeitungen oder kaputten Gegenständen kann energetische Stagnation fördern. Solche Objekte halten die Vergangenheit fest und verhindern den freien Fluss von Energie. Diese Blockaden können sich negativ auf die Gesundheit und das Verhalten deines Tieres auswirken.

- **Unangenehme Atmosphäre in einem Raum:**

Wenn es in einem bestimmten Raum deines Hauses eine unangenehme Atmosphäre gibt und dein Tier diesen Raum meidet, könnte dies auf energetische Blockaden hindeuten. Dein Tier ist sehr sensibel für solche Energien und wird wahrscheinlich versuchen, solchen Orten aus dem Weg zu gehen.

- **Gesundheitliche Symptome bei deinem Tier:**

  Neben den oben genannten Anzeichen in der Umgebung können gesundheitliche Symptome wie ständiger Juckreiz, wiederkehrende Infektionen, chronische Müdigkeit oder Verhaltensänderungen auf energetische Blockaden hinweisen. Wie bereits im vorherigen Kapitel beschrieben, können diese Symptome Ausdruck von Blockaden sein, die das Energiesystem deines Tieres beeinträchtigen.

Indem du auf diese Zeichen achtest und frühzeitig reagierst, kannst du energetische Blockaden bei deinem Tier erkennen und die notwendigen Schritte unternehmen, um diese aufzulösen. Dies trägt nicht nur zur Gesundheit und zum Wohlbefinden deines Tieres bei, sondern schafft auch eine harmonische und positive Umgebung für alle Bewohner deines Haushalts.

Diagnosetechniken und intuitive Wahrnehmung

Eine bewährte Methode zur Feststellung negativer Energien in deinem Zuhause ist der Salzglastest, der auf einfache Weise Aufschluss darüber geben kann, ob energetische Blockaden oder Störfelder vorhanden sind. Diese Technik ist besonders nützlich, wenn du den Verdacht hast, dass in einem bestimmten Raum deines Hauses etwas nicht stimmt, aber keine offensichtlichen Anzeichen dafür vorhanden sind. Hier ist eine detaillierte Anleitung, wie du den Salzglastest durchführen kannst:

1. **Wähle ein Glas:**

   Nimm ein sauberes Glas, zum Beispiel ein altes Gurken- oder Marmeladenglas, das du später vollständig entsorgen kannst. Es ist wichtig, ein Glas zu verwenden, das du nicht mehr benötigst, da du es nach dem Test nicht weiterverwenden solltest.

2. **Fülle das Glas mit Salz:**

   Fülle ein Drittel des Glases mit natürlichem Salz, wie Steinsalz oder Meersalz. Achte darauf, kein synthetisches Salz zu verwenden, da dieses nicht die gleichen energetischen Eigenschaften besitzt wie natürliches Salz.

3. **Gib Wasser hinzu:**

   Fülle das Glas mit einem weiteren Drittel Leitungswasser auf. Das Wasser wird zunächst trüb sein, da das Salz sich vermischt, aber keine Sorge – das Salz wird sich im Laufe der Zeit wieder am Boden absetzen. Es ist wichtig, das Wasser nicht umzurühren, da dies den Test beeinflussen könnte.

4. **Lass Luft im Glas:**

   Das restliche Drittel des Glases sollte leer bleiben, sodass genügend Luft vorhanden ist, um die Kristallisation zu ermöglichen. Dieser Luftraum ist entscheidend, da er den Prozess der Kristallisation unterstützt.

5. **Platziere das Glas im Raum:**

   Stelle das Glas in den Raum, von dem du vermutest, dass dort negative Energien vorhanden sind. Ein einziges Glas pro Haus oder Wohnung ist in der Regel ausreichend, um einen Eindruck von der energetischen Situation zu bekommen.

6. **Beobachte den Verdunstungsprozess:**

   Lass das Glas ungestört stehen und beobachte, was passiert, während das Wasser verdunstet. Dies kann mehrere Tage bis Wochen dauern, je nach Luftfeuchtigkeit und Temperatur im Raum.

7. Achte auf die Kristallisation:

Wenn das Salz über der Wasseroberfläche auskristallisiert, deutet dies darauf hin, dass negative Energien in dem Raum vorhanden sind. Die Art und das Ausmaß der Kristallisation können dir Hinweise auf die Intensität der negativen Energien geben. In heftigen Fällen ist eine energetische Reinigung des Raumes ratsam.

8. Beurteilung und Entsorgung:

Wenn das Salz nicht auskristallisiert, kannst du beruhigt sein, dass in dem Raum keine negativen Energien vorhanden sind. Entsorge das Glas jedoch immer vorsichtig – trage dabei Handschuhe, um zu verhindern, dass eventuelle negative Energien auf dich übergehen. Das Glas sollte im Hausmüll entsorgt werden.

9. Vertraue auf dein Bauchgefühl:

Neben dem Salzglastest ist auch dein eigenes Bauchgefühl ein starkes Werkzeug zur Erkennung energetischer Blockaden. Wenn du dich in einem Raum unwohl fühlst oder wenn dein Tier auffälliges Verhalten zeigt, könnte dies ein Hinweis darauf sein, dass eine energetische Reinigung notwendig ist.

10. Beobachte das Verhalten deines Tieres:

Dein Tier kann ein wertvoller Indikator für energetische Unausgewogenheiten sein. Wenn es sich in einem bestimmten Raum zurückzieht, unruhig ist oder plötzlich ungewöhnliche Verhaltensweisen zeigt, sollte dies ernst genommen werden. Tiere haben oft eine feine Wahrnehmung für energetische Veränderungen und können dir helfen, problematische Bereiche im Haus zu identifizieren.

Zusätzlich zu diesen Techniken kannst du dir zur Veranschaulichung ein Video ansehen, das den Salzglastest detailliert erklärt und zeigt, wie du diesen ganz einfach zu Hause durchführen kannst. Dieser visuelle Leitfaden hilft dir dabei, den Test korrekt durchzuführen und die Ergebnisse richtig zu interpretieren. Der Salzglastest ist ein effektives Mittel, um energetische Blockaden in deinem Zuhause aufzudecken und daraufhin die notwendigen Schritte zur Reinigung und Harmonisierung zu unternehmen.

Hier ist ein Video, das genau zeigt, wie der Salzglastest funktioniert:

https://www.youtube.com/watch?v=w0pyWLlnCXk

WIE KANN ICH ENERGETISCHE BLOCKADEN BEI MEINEM TIER AUFLÖSEN?

Methoden zur Blockadenlösung

Energetische Blockaden bei Tieren zu lösen, erfordert Sensibilität und die richtige Anwendung von Energiearbeitstechniken. Eine der effektivsten Methoden ist die Anwendung von Clearings, die speziell für jedes Tier individuell erstellt werden. Diese Clearings sind wie energetische Löschungssätze, die darauf abzielen, negative Energien aufzulösen und den Energiefluss im Körper des Tieres wiederherzustellen. Die Clearings laufen oft als Dauerschleife (LOOP) über einen längeren Zeitraum, um sicherzustellen, dass die blockierten Energien vollständig aufgelöst werden. Dieser kontinuierliche Prozess ist besonders hilfreich bei tief sitzenden Blockaden, die über Jahre hinweg aufgebaut wurden und mehr Zeit benötigen, um freigesetzt zu werden.

Zusätzlich zu den Clearings können Körperprozesse, also Handauflegeprozesse, ergänzend angewendet werden. Diese Handauflegeprozesse sind eine kraftvolle Methode, um energetische Blockaden zu lösen und das Wohlbefinden des Tieres zu fördern. Während des Prozesses legst du deine Hände sanft auf bestimmte Stellen am Körper des Tieres und leitest Energie durch deine Hände. Dies hilft, den Energiefluss zu harmonisieren und das Tier in einen entspannten Zustand zu versetzen, in dem Besserung stattfinden kann. Körperprozesse sind nicht nur für das Tier wohltuend, sondern auch für dich als Halter, da sie eine tiefe Verbindung zwischen dir und deinem Tier schaffen können.

Diese Techniken kannst du auch selbst erlernen und regelmäßig bei deinem Tier anwenden. Es gibt viele Ressourcen, darunter Online-Kurse und Tutorials, die dir zeigen, wie du diese Körperprozesse sicher und effektiv durchführen kannst. Ein hilfreiches Video dazu findest du hier: Körperprozesse-Video. Das Video bietet eine Schritt-für-Schritt-Anleitung, die dir hilft, die Techniken zu verstehen und mit Vertrauen anzuwenden.

Unterstützung durch professionelle Energiearbeiter

Falls du es vorziehst, die Energiearbeit nicht selbst durchzuführen, gibt es die Möglichkeit, professionelle Energiearbeiter hinzuzuziehen. Diese Fachleute haben oft jahrelange Erfahrung und können auf eine Vielzahl von Techniken zurückgreifen, um deinem Tier zu helfen. Bei der Auswahl eines Energiearbeiters ist es wichtig, jemanden zu finden, dem du vertraust und mit dem du eine gute persönliche Chemie hast. Vertrauen und Harmonie sind entscheidend, da die energetische Arbeit oft sehr intim und sensibel ist. Dein Bauchgefühl ist hierbei ein wertvolles Werkzeug – wenn du dich mit der Person wohlfühlst und ein gutes Gefühl hast, ist das ein gutes Zeichen für eine erfolgreiche Zusammenarbeit.

Ein weiterer Vorteil der Zusammenarbeit mit einem erfahrenen Energiearbeiter ist, dass diese Arbeit oft online oder aus der Ferne erfolgen kann. Dank moderner Technologien ist es möglich, energetische Sitzungen über Videoanrufe durchzuführen, sodass du auch dann Unterstützung erhältst, wenn du nicht vor Ort sein kannst. Diese Flexibilität ist besonders nützlich, wenn du in einer Region lebst, in der es wenige oder keine Energiearbeiter gibt, oder wenn dein Tier sich in einer Umgebung wohler fühlt, die ihm vertraut ist.

Erfolgsbeispiele

Ein bemerkenswertes Beispiel für die Wirksamkeit der energetischen Arbeit ist der Fall eines Hundes, der an einem Kreuzbandanriss litt. Dies ist normalerweise eine Verletzung, die eine langwierige Genesung erfordert und oft operative Eingriffe nach sich zieht. In diesem speziellen Fall wurde jedoch eine Kombination aus energetischen Körperprozessen und Lasertherapie angewendet, die beide darauf abzielen, die Selbstheilungskräfte des Körpers zu aktivieren und die Heilung zu beschleunigen. Bereits nach 14 Tagen zeigte der Hund deutliche Verbesserungen, und sein Gangbild normalisierte sich zusehends. Dies zeigt, dass energetische Arbeit, wenn sie richtig angewendet wird, die Genesung erheblich beschleunigen und das Tier vor unnötigen Eingriffen bewahren kann.

Ein weiteres Beispiel betrifft mehrere Pferde, die unter chronischem Husten litten. Trotz intensiver medikamentöser Behandlung, einschließlich der Verabreichung von Cortison, verbesserte sich ihr Zustand nicht. Diese Art von Husten kann für Pferde extrem belastend sein und ihre Lebensqualität erheblich beeinträchtigen. Durch die Anwendung energetischer Techniken, die darauf abzielten, negative Energien zu lösen, und ein umfassendes Stallclearing, das die gesamte Umgebung des Tieres energetisch reinigte, konnte der Husten vollständig geheilt werden. Diese Pferde hatten über ein Jahr mit dieser Erkrankung gekämpft, doch nach nur drei Behandlungen zeigte sich eine deutliche Besserung. Das Cortison, das zuvor als notwendig erachtet wurde, konnte abgesetzt werden, da die Symptome vollständig verschwanden. Bemerkenswert an diesem Fall ist auch, dass sich nicht nur die Gesundheit der Pferde verbesserte, sondern dass auch ein altes, ungelöstes Problem im Stall seine Lösung fand. Der alte Hausbesitzer, der seit einem halben Jahr versprochen hatte, auszuziehen, tat dies schließlich nach der energetischen Arbeit. Dies zeigt, dass energetische Arbeit nicht nur das körperliche Wohlbefinden der Tiere verbessern kann, sondern auch Einfluss auf die Umgebung und die darin lebenden Menschen hat.

Diese Erfolgsbeispiele verdeutlichen, wie tiefgreifend und vielfältig die Wirkung der energetischen Arbeit sein kann. Sie zeigen, dass energetische Methoden nicht nur zur Heilung von körperlichen Beschwerden beitragen, sondern auch das emotionale und geistige

Wohlbefinden der Tiere und ihrer Umgebung verbessern können. Indem du diese Techniken regelmäßig anwendest und auf die Signale deines Tieres achtest, kannst du seine Gesundheit und Lebensqualität erheblich steigern und zu einer tieferen, harmonischeren Beziehung zwischen dir und deinem Tier beitragen.

KAPITEL 4: ARTEN DER ENERGIEARBEIT FÜR TIERE

WELCHE ARTEN VON ENERGIEARBEIT SIND AM BESTEN FÜR TIERE GEEIGNET?

Clearing

Clearing ist eine energetische Methode, die darauf abzielt, Blockaden und negative Energien zu lösen, die das Wohlbefinden und die Gesundheit beeinträchtigen können. Dabei handelt es sich um eine Art von energetischer Reinigung, die auf feinstofflicher Ebene wirkt. Beim Clearing werden spezielle Techniken oder Formeln angewendet, um stagnierende Energien aufzulösen und den natürlichen Energiefluss wiederherzustellen. Diese Methode kann sowohl bei Menschen als auch bei Tieren angewendet werden und hilft, energetische Belastungen zu beseitigen, die durch Stress, emotionale Traumata oder negative Umgebungen entstanden sind. Clearings werden für jedes Tier oder jede Person individuell als Loop aufgenommen und meistens über Nacht laufen gelassen, da die meisten Menschen zu diesem Zeitpunkt schlafen und nicht bei ihrer Arbeit oder Tätigkeit beeinträchtigt werden. Clearings können verbal oder mental durchgeführt werden und erfordern eine gewisse Sensibilität und Intuition, um effektiv zu sein. Nach einem Clearing fühlt sich der Körper oft leichter und freier an, da energetische Blockaden entfernt wurden, die zuvor den Energiefluss behinderten. Es ist eine kraftvolle Technik, die regelmäßig angewendet werden kann, um das energetische Gleichgewicht zu erhalten und das allgemeine Wohlbefinden zu fördern.

Körperprozesse

Körperprozesse sind spezifische energetische Techniken, bei denen durch Berührung und gezielte Energiearbeit die Selbstheilungskräfte des Körpers aktiviert werden. Diese Prozesse basieren auf der Annahme, dass der Körper eine eigene Intelligenz besitzt und in der Lage ist, sich selbst zu heilen, wenn die richtigen energetischen Impulse gegeben werden. Körperprozesse können bei verschiedenen Beschwerden angewendet werden, sei es zur Linderung von Schmerzen, zur Unterstützung der Heilung nach Verletzungen oder zur Förderung der allgemeinen Gesundheit und des Wohlbefindens. Während eines Körperprozesses legt der Praktizierende die Hände auf bestimmte Bereiche des Körpers und lässt die Energie fließen, um Blockaden zu lösen und den Energiefluss zu harmonisieren. Diese Methode ist besonders effektiv bei Tieren, da sie sehr empfänglich für energetische Arbeit sind und oft schneller auf diese Prozesse reagieren als Menschen. Körperprozesse sind eine sanfte, nicht-invasive Methode, die sowohl präventiv als auch therapeutisch eingesetzt werden kann, um die Gesundheit und das Wohlbefinden zu unterstützen.

Hausclearing

Hausclearing bezieht sich auf die energetische Reinigung von Räumen und Gebäuden, um negative Energien zu beseitigen, die das Wohlbefinden der Bewohner beeinträchtigen können. Diese Methode wird angewendet, wenn sich Menschen oder Tiere in einem Raum unwohl fühlen, ohne dass es dafür einen offensichtlichen physischen Grund gibt. Negative Energien können aus verschiedenen Quellen stammen, wie z. B. von vorherigen Bewohnern, ungelösten emotionalen Konflikten oder sogar von energetischen Überresten, die im Laufe der Zeit in einem Raum angesammelt wurden. Beim Hausclearing wird der Raum energetisch gereinigt, um diese negativen Einflüsse zu entfernen und eine harmonische sowie friedliche Atmosphäre zu schaffen. Dies kann durch verschiedene Techniken geschehen, wie z. B. das Verwenden von Räucherwerk, Klangschalen oder speziellen Clearing-Formeln. Ein erfolgreiches Hausclearing führt oft dazu, dass die Bewohner sich entspannter und wohler fühlen und dass Tiere, die zuvor möglicherweise Unruhe oder Stress gezeigt haben, wieder ausgeglichener und ruhiger werden. Es ist eine wertvolle Methode, um das energetische Gleichgewicht in Wohn- oder Arbeitsräumen wiederherzustellen und das Wohlbefinden aller darin lebenden Wesen zu fördern.

Vor und Nachteile von Energiearbeit

Vorteile der Energiearbeit

Energiearbeit bietet eine Vielzahl von Vorteilen, die sie zu einer wertvollen Ergänzung oder Alternative zu konventionellen Behandlungsmethoden machen. Einer der größten Vorteile ist die Fähigkeit, ganzheitlich auf den Körper, Geist und die Seele des Tieres einzuwirken. Dies ermöglicht es, nicht nur körperliche Beschwerden zu lindern, sondern auch emotionale und psychische Blockaden zu lösen. Zudem ist Energiearbeit oft sanft und nicht invasiv, was sie besonders geeignet für empfindliche oder ältere Tiere macht, die möglicherweise auf konventionelle Behandlungen stark reagieren.

Ein weiterer Vorteil der Energiearbeit ist ihre Flexibilität. Sie kann sowohl bei akuten als auch bei chronischen Beschwerden angewendet werden und lässt sich gut mit anderen therapeutischen Ansätzen kombinieren. Außerdem kann sie überall durchgeführt werden – sei es zu Hause, im Stall oder auf der Weide – was den Stress für das Tier minimiert. Die Tatsache, dass sie oft keine speziellen Geräte oder Medikamente erfordert, macht sie zudem kostengünstig und einfach durchzuführen.

Nachteile der Energiearbeit

Trotz ihrer vielen Vorteile hat die Energiearbeit auch einige Nachteile, die nicht außer Acht gelassen werden sollten. Einer der Hauptnachteile ist, dass die Ergebnisse oft subtil und nicht sofort sichtbar sind, was bei akuten Problemen oder schwerwiegenden Erkrankungen frustrierend sein kann. Energiearbeit erfordert zudem ein gewisses Maß an Offenheit und Vertrauen seitens des Tierhalters, da sie auf feinstofflichen Ebenen wirkt, die nicht immer leicht zu verstehen oder zu messen sind.

Ein weiterer Nachteil ist, dass die Wirksamkeit stark von der Erfahrung und Intuition des Anwenders abhängt. Unerfahrene oder schlecht ausgebildete Praktiker könnten weniger effektive Ergebnisse erzielen, wenn sie die Bedürfnisse des Tieres nicht richtig einschätzen. Schließlich wird Energiearbeit von der Schulmedizin und einigen Tierhaltern skeptisch betrachtet, was ihre Akzeptanz und

Integration in die tiermedizinische Praxis erschwert. Es ist daher wichtig, Energiearbeit bewusst und verantwortungsvoll einzusetzen und sie nicht als Ersatz, sondern als Ergänzung zu konventionellen Methoden zu sehen.

ANWENDUNG DER METHODEN AUF VERSCHIEDENE TIERARTEN

Die Methoden wie Hausclearing, Körperprozesse und Clearings sind auf verschiedene Tierarten anwendbar, egal ob es sich um Hunde, Katzen, Pferde oder exotische Tiere handelt. Es gibt kein Tier, das nicht auf energetische Arbeit reagiert. Die Behandlungsweisen sind für alle Tiere gleich. Bei Handauflegeprozessen lege ich die Hände auf das Tier, und je nach Größe des Tieres variieren die Punkte. Bei einer Katze sind die Punkte näher beieinander als bei einem Pferd, bei dem ich wahrscheinlich beide Seiten getrennt behandeln muss.

Ein Vorteil bei Tieren ist, dass sie nicht daran glauben müssen; sie reagieren sofort. Ein Beispiel: Als ich neulich auf der Koppel war, habe ich meinem Pferd die Ohren ausgestrichen. Das nennt man so, wenn man mit beiden Händen zwischen den Ohren nach rechts und links streicht. Mein Pferd hat das sehr genossen, den Kopf sofort gesenkt und es toll gefunden. Das zeigt, wie schnell energetische Arbeit helfen kann.

Man kann nicht sagen, dass eine Art der Energiearbeit mehr oder weniger für Tiere geeignet ist. Es kommt immer darauf an, welche Befindlichkeiten das Tier hat und wie es angefasst werden will. Bei einem rumänischen Hund, der chronische Bauchschmerzen und Durchfall hatte, durfte ich nicht mit der Hand in Richtung Bauch kommen. Stattdessen habe ich sie vorne an der Brust angefasst, wo die Thymusdrüse sitzt und das Immunsystem aktiviert wird. Auch so konnte ich Erfolg erzielen.

Man muss die Hände nicht direkt auf den Körper legen. Auch wenn sie in 20 cm Entfernung gehalten werden, geht die Energie auf das Tier über. Jede energetische Arbeit ist individuell auf das Tier abgestimmt. Lasertherapie oder Homöopathie sind auch Formen der Energiearbeit und ergänzen die ganzheitliche Betrachtung und Behandlung eines Tieres.

Dieses Buch handelt in erster Linie von Körperprozessen, Clearings und Hausclearings. Es soll den Menschen die energetische Arbeit näherbringen und ihnen die Angst davor nehmen.

Kann Energiearbeit auch bei älteren Tieren oder solchen mit chronischen Krankheiten helfen?

Ja, natürlich kann Energiearbeit auch bei Tieren helfen, die schon einen längeren Leidensweg hinter sich haben. Es kommt natürlich darauf an, welche Medikamente sie bekommen, da diese die Reaktionsbereitschaft einschränken können oder Türen und Tore für diverse Energien öffnen. In solchen Fällen kann es länger dauern, bis diese Tiere auf energetische Arbeit reagieren.

Bei chronischen Leiden ist es sehr wahrscheinlich, dass diese energetische Arbeit nicht mit einmal erledigt ist. Ich beobachte normalerweise eine Woche lang, wie das Tier reagiert, und bekomme tägliche Rückmeldungen. Je nachdem passe ich meine Therapie an oder setze sie fort, um dem Tier weiterzuhelfen. Wenn das Tier jedoch bereits längere Zeit unter Medikamenten steht, ist es meistens ein lang andauernder Prozess, bis eine Reaktion erfolgt und diese auch langanhaltend bleibt.

Besonderheiten bei der Arbeit mit älteren Tieren

Die Arbeit mit älteren Tieren erfordert besondere Aufmerksamkeit und Anpassung der Methoden, um auf ihre spezifischen Bedürfnisse einzugehen. Ältere Tiere, wie Hunde, Katzen oder Pferde, haben oft mit altersbedingten gesundheitlichen Herausforderungen zu kämpfen, wie z. B. Gelenkproblemen, eingeschränkter Mobilität oder chronischen Schmerzen. Daher ist es wichtig, energetische Methoden sanft und behutsam anzuwenden, um das Wohlbefinden des Tieres zu fördern, ohne es zu überfordern.

Ein weiterer Aspekt bei älteren Tieren ist ihre möglicherweise reduzierte Fähigkeit zur Regeneration, weshalb energetische Prozesse länger dauern können, bis sie sichtbare Ergebnisse zeigen. Es ist auch wichtig, den emotionalen Zustand älterer Tiere zu berücksichtigen, da sie oft sensibler auf Veränderungen in ihrer Umgebung reagieren. Die energetische Arbeit sollte daher darauf abzielen, nicht nur körperliche Beschwerden zu lindern, sondern auch emotionale Unterstützung zu bieten, um dem Tier ein Gefühl von Sicherheit und Geborgenheit zu vermitteln.

Zusätzlich kann es hilfreich sein, regelmäßig Rückmeldungen vom Tierhalter zu erhalten, um den Fortschritt zu überwachen und die Behandlung gegebenenfalls anzupassen. Geduld, Einfühlungs- vermögen und eine angepasste Vorgehensweise sind entscheidend, um älteren Tieren durch ener- getische Arbeit zu helfen und ihre Lebensqualität zu verbessern.

TECHNIKEN ZUR UNTERSTÜTZUNG CHRONISCHER LEIDEN

Man kann auch andere Therapien zur Unterstützung dieser Tiere einsetzen, zum Beispiel Körperbänder, wenn es Probleme im Bewegungsapparat gibt. Diese helfen, das Gleichgewicht, die Balance und die Wahrnehmung wieder zu trainieren und unterstützen die energetischen Therapien, um die Genesung weiter voranzutreiben und zu beschleunigen. Körperbänder wirken, indem sie bestimmte Energiebahnen stimulieren und den Fluss der Lebensenergie, auch als Chi bekannt, verbessern. Dadurch können Blockaden gelöst und der natürliche Heilungsprozess gefördert werden. Insbesondere bei älteren Tieren, die oft unter Mobilitätsproblemen leiden, kann diese Methode eine wertvolle Ergänzung zur energetischen Arbeit sein.

Ein weiterer Ansatz, der bei chronischen Erkrankungen unterstützend wirken kann, ist die Anwendung von Vitalpilzen oder Vitalerden, die dem Körper helfen, sich von innen heraus zu stärken. Diese natürlichen Substanzen können die Immunabwehr unterstützen und helfen, den Körper zu entgiften, was besonders wichtig ist, wenn das Tier über längere Zeit Medikamente einnehmen musste. Auch hier ist Geduld gefragt, da die Entgiftung und die Wiederherstellung des natürlichen Gleichgewichts Zeit in Anspruch nehmen.

Zusätzlich kann die regelmäßige Durchführung von energetischen Haus- und Stallclearings dazu beitragen, das Umfeld des Tieres zu optimieren. Viele Tiere, insbesondere ältere, sind sehr empfindlich gegenüber den Energien in ihrer Umgebung. Ein energetisch gereinigtes und harmonisches Umfeld kann den Heilungsprozess deutlich beschleunigen und dem Tier helfen, sich besser zu erholen. Es ist nicht ungewöhnlich, dass nach einer solchen Reinigung das Tier deutlich ruhiger und ausgeglichener wirkt, was wiederum die Wirkung der energetischen Therapie unterstützt.

Es ist auch wichtig, die emotionale Ebene des Tieres zu berücksichtigen. Ältere Tiere oder solche mit chronischen Krankheiten haben oft traumatische Erfahrungen gemacht, die sich in ihrer Energie festgesetzt haben. Durch gezielte energetische Arbeit, wie beispielsweise Clearing-Sitzungen oder die Anwendung von Heilsteinen, kann man diesen emotionalen Ballast lösen und das Tier von seinen alten Mustern befreien. Dies kann den Weg zu einer tieferen Heilung ebnen und dem Tier helfen, neue Kraft und Lebensfreude zu finden.

Schließlich spielt auch die Ernährung eine entscheidende Rolle bei der Unterstützung älterer oder chronisch kranker Tiere. Eine Ernährung, die auf die speziellen Bedürfnisse des Tieres abgestimmt ist, kann die energetische Arbeit ergänzen und deren Wirkung verstärken. Hochwertige Nährstoffe, die reich an Vitaminen und Mineralien sind, unterstützen die energetische Balance und tragen dazu bei, dass das Tier schneller und nachhaltiger auf die Behandlungen reagiert.

Diese umfassende Herangehensweise zeigt, dass energetische Arbeit ein wichtiger Bestandteil der ganzheitlichen Behandlung von Tieren ist, besonders bei älteren oder chronisch kranken Tieren. Durch die Kombination verschiedener Methoden und Techniken kann man sicherstellen, dass das Tier die bestmögliche Unterstützung erhält und seine Lebensqualität verbessert wird.

Ich schenke dir den Zugang zu einem besonderen Onlinekurs, der normalerweise 333€ kostet, doch für dich als Buchleser absolut kostenfrei erhältlich ist.

hier ist der Link: https://buch.tierdolmetscherin-cafuta.de/

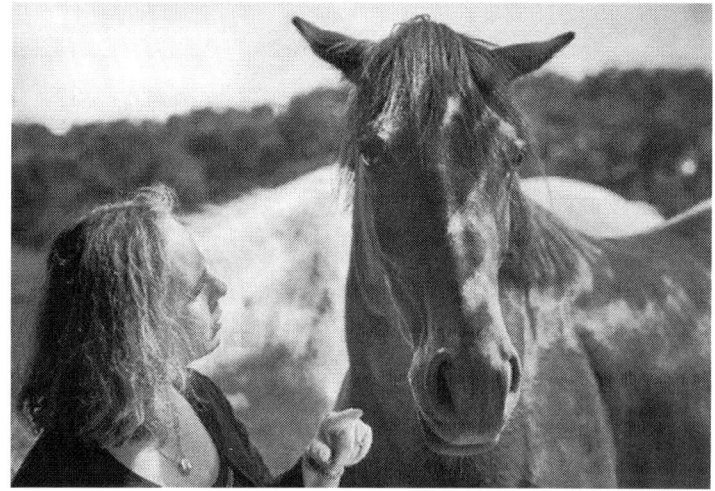

KAPITEL 5: VORTEILE DER TIERKOMMUNIKATION

Tierkommunikation: Eine tiefere Verbindung zu unseren tierischen Begleitern

Tierkommunikation ist ein faszinierendes und bedeutendes Feld, das sich mit der nonverbalen Interaktion zwischen Menschen und Tieren beschäftigt. Es geht weit über einfache Befehle oder Verhaltensbeobachtungen hinaus und ermöglicht eine tiefere Verbindung sowie ein besseres Verständnis unserer tierischen Begleiter. Diese Kommunikation kann auf verschiedenen Ebenen stattfinden, sei es durch Körpersprache, Emotionen, energetische Signale oder intuitive Wahrnehmungen.

Ein zentraler Aspekt der Tierkommunikation ist das Verständnis, dass Tiere, genau wie Menschen, individuelle Persönlichkeiten, Bedürfnisse und Gefühle haben. Sie können Freude, Angst, Schmerz oder Trauer empfinden und drücken diese Emotionen auf ihre eigene, oft subtile Weise aus. Tierkommunikation eröffnet die Möglichkeit, diese Gefühle wahrzunehmen und darauf einzugehen, um eine harmonischere Beziehung zu unseren Tieren zu entwickeln.

Die Praxis der Tierkommunikation basiert häufig auf intuitiver Wahrnehmung und energetischem Austausch. Menschen, die sich mit dieser Form der Kommunikation beschäftigen, lernen, ihre eigene Intuition zu schärfen und sich für die energetischen Signale ihrer Tiere zu öffnen. Dies kann durch Meditation, Achtsamkeit oder spezielle Techniken der Tierkommunikation erreicht werden. Es ist ein Prozess, der Übung erfordert, jedoch für jeden zugänglich ist, der bereit ist, sich darauf einzulassen.

Ein wesentlicher Bestandteil der Tierkommunikation ist das Zuhören. Während Menschen oft dazu neigen, ihre eigenen Bedürfnisse und Wünsche in den Vordergrund zu stellen, geht es bei der Tierkommunikation darum, dem Tier Raum zu geben, sich auszudrücken. Dies erfordert Geduld und Empathie, da Tiere nicht in der Lage sind, ihre Gedanken und Gefühle in Worten zu äußern. Stattdessen kommunizieren sie durch Verhalten, Gesten, Blicke und energetische Signale.

Tierkommunikation kann in vielen Situationen hilfreich sein. Beispielsweise kann sie dazu beitragen, Verhaltensprobleme zu lösen, die Ursachen von Ängsten oder Stress zu identifizieren oder gesundheitliche Probleme zu erkennen, bevor sie sich verschlimmern. Sie kann auch eine wertvolle Unterstützung in den letzten Lebensphasen eines Tieres sein, indem sie hilft, dessen Bedürfnisse und Wünsche besser zu verstehen und ihm einen friedlichen Übergang zu ermöglichen.

Ein weiteres wichtiges Element der Tierkommunikation ist die Arbeit mit der eigenen Energie und Einstellung. Tiere sind äußerst sensibel für die Emotionen und Energien ihrer Menschen. Wenn wir selbst gestresst oder ängstlich sind, können unsere Tiere diese Gefühle aufnehmen und widerspiegeln. Durch die Arbeit an unserer eigenen inneren Balance und Gelassenheit können wir nicht nur unser eigenes Wohlbefinden verbessern, sondern auch das unserer Tiere positiv beeinflussen.

Es gibt verschiedene Methoden und Ansätze in der Tierkommunikation, von denen einige sehr strukturiert sind, während andere eher intuitiv und flexibel gehandhabt werden. Manche Menschen nutzen geführte Meditationen oder spezifische Fragetechniken, um eine tiefere Verbindung zu ihrem Tier herzustellen, während andere eher auf spontane und direkte Kommunikation setzen. Unabhängig von der Methode ist der Schlüssel zur erfolgreichen Tierkommunikation die Offenheit und Bereitschaft, wirklich zuzuhören und die Beziehung zum Tier zu vertiefen.

Insgesamt bietet die Tierkommunikation eine wunderbare Möglichkeit, die Beziehung zu unseren Tieren auf eine neue Ebene zu heben. Sie fördert nicht nur das gegenseitige Verständnis, sondern auch das Vertrauen und die Liebe, die wir mit unseren tierischen Begleitern teilen. Indem wir uns auf diese Form der Kommunikation einlassen, öffnen wir uns für eine Welt voller tiefer Verbindungen und wertvoller Einsichten, die unser Leben und das unserer Tiere bereichern können.

WELCHE VORTEILE HAT DIE TIERKOMMUNIKATION FÜR DIE GESUNDHEIT MEINES TIERES?

Verbesserung der emotionalen Bindung

Ein wesentlicher Aspekt der Tierkommunikation ist die Stärkung der emotionalen Bindung zwischen Tier und Besitzer. Das ist genau das, was wir uns wünschen: dass mein Tier, sei es das Pferd, bereits am Koppelzaun steht und bereit ist, mit mir zu gehen – ohne dass ich eine halbe Stunde über die Koppel laufen muss, um es zu suchen. Oder dass mein Hund, wenn ich ihn von der Leine lasse und rufe, sofort zu mir kommt und nicht noch einem Hasen hinterherjagt oder damit beschäftigt ist, das hundertste Sandkorn abzuschnuppern. Diese Art von Vertrauen und Verbindung kann durch Tierkommunikation erreicht werden.

Das setzt natürlich voraus, dass man sich intensiv mit seinem Tier beschäftigt. Viele Menschen stecken jedoch oft durch ihre beruflichen Verpflichtungen oder andere Aufgaben in einem regelrechten Hamsterrad fest und haben nur selten Zeit für sich selbst, geschweige denn für ihr Tier. Während der Corona-Zeit konnte man gut beobachten, wie Menschen plötzlich aus dem hektischen Alltag herausgerissen wurden. Plötzlich waren all die gewohnten Dinge nicht mehr möglich – keine Treffen mit anderen, keine Ausflüge. In dieser Zeit holten viele Menschen Hunde aus Tierheimen, weil sie den Kontakt und die Nähe zu einem Lebewesen suchten. Doch nach der Pandemie – oder schon währenddessen – merkten viele, dass es mit einem Tier doch nicht so einfach ist. Ein Hund ist schließlich 24 Stunden am Tag, 30 Tage im Monat und 365 Tage im Jahr anwesend, und genau das hatten sich viele nicht vorgestellt.

Ein Beispiel aus dem Alltag: Eine Familie, in der nur die Ehefrau Interesse an einem Hund hatte, während weder der Mann noch die Kinder einen Hund wollten. Der Hund wurde abends um 20 Uhr in seine Box gesperrt und morgens irgendwann wieder herausgelassen. Die Familie war überrascht, dass ein Tier rund um die Uhr Aufmerksamkeit braucht. Ein Hund schläft zwar auch, aber bevor man sich für ein Lebewesen entscheidet, sollte man sich genau überlegen, was auf einen zukommt.

Ein weiteres Beispiel: Ein Welpe, der online gekauft wurde. Obwohl Tiere vor dem Gesetz keine „Sachen" mehr sind, wird der Kaufvertrag im Internet oft als Sachkauf behandelt. Der Welpe wurde nach einer Woche zurückgegeben, weil er noch nicht stubenrein war. Das zeigt, wie wichtig es ist, sich vor der Anschaffung eines Tieres intensiv mit den eigenen Kenntnissen über Tiere, den eigenen Erwartungen und der Frage auseinanderzusetzen, ob man die Bedürfnisse des Tieres erfüllen kann.

Ein Lieblingsbeispiel ist der Husky im sechsten Stock eines Hochhauses mit einem gehbehinderten Besitzer. Das kann nicht funktionieren, da ein Husky nach 40 Kilometern am Tag immer noch fragt, wie es weitergeht. Ein gehbehinderter Besitzer kann dies nicht leisten, und so sind psychische und physische Probleme beim Hund vorprogrammiert. Tiere sind Lebewesen, und wenn man ihre Bedürfnisse und Wünsche nicht erfüllen kann, sollte man lieber ein Stofftier kaufen. Ein Lebewesen muss artgerecht gehalten werden. Ein großer Hund kann auch in einer kleinen Wohnung glücklich sein, wenn er genügend Auslauf hat. Ebenso kann ein kleiner Hund in einer großen Wohnung unglücklich sein, wenn seine Bedürfnisse nicht erfüllt werden.

Besseres Verständnis der Bedürfnisse und Wünsche des Tieres

Grundbedürfnisse und Wünsche unserer Tiere

Die Grundbedürfnisse unserer Tiere sollten wir alle kennen, bevor wir uns ein Tier anschaffen:

- Ausreichend und qualitativ hochwertiges Futter
- Frisches Wasser
- Soziale Kontakte
- Bewegung

Aber es gibt noch viele andere Dinge, die zu den Wünschen und Bedürfnissen eines Tieres gehören:

- Ruhe und Gelassenheit

- Sicherheit und Vertrauen

- Pflege

- Ein gesundes Maß zwischen artgerechter Tierhaltung und Vermenschlichung

- Routinen

- Grenzen

- Die „Chemie "muss stimmen

- Abwechslung

- Passendes Equipment

Ruhe und Gelassenheit bei Tieren: Die Grundlage für ein harmonisches Zusammenleben

Ruhe und Gelassenheit sind zentrale Elemente im Leben eines Tieres, die entscheidend zu seinem Wohlbefinden und einem harmonischen Zusammenleben mit dem Menschen beitragen. Tiere, die sich in einem Zustand der Ruhe befinden, sind nicht nur gesünder, sondern auch offener für positive Interaktionen und neue Erfahrungen. Für Tierhalter ist es daher wichtig, die Faktoren zu verstehen und zu fördern, die zu einem ausgeglichenen und gelassenen Verhalten ihres Tieres führen.

Die Bedeutung von Ruhe für Tiere

Ruhe ist für Tiere von zentraler Bedeutung, da sie einen direkten Einfluss auf ihre physische und psychische Gesundheit hat. Ein ruhiges Tier kann sich besser regenerieren, was besonders wichtig für seine allgemeine Gesundheit ist. Tiere, die ausreichend Ruhephasen haben, zeigen eine bessere Immunabwehr, sind weniger anfällig für Krankheiten und haben eine höhere Lebensqualität.

Ruhe bedeutet nicht nur Schlaf, sondern auch Phasen der Entspannung und des Nichtstuns. Besonders bei Hunden und Katzen, die in einer häuslichen Umgebung leben, ist es wichtig, dass sie die Möglichkeit haben, sich zurückzuziehen und in einer ruhigen Ecke zu entspannen. Diese Rückzugsorte sollten frei von Lärm und störenden Einflüssen sein, um dem Tier die bestmögliche Erholung zu ermöglichen.

Gelassenheit als Schlüssel zu einem entspannten Tier

Gelassenheit bei Tieren äußert sich in einem ruhigen, stressfreien Verhalten. Ein gelassenes Tier reagiert nicht übermäßig auf äußere Reize und kann in stressigen Situationen ruhig und besonnen bleiben. Diese innere Ruhe ist besonders wichtig in einer Welt, die auch für Tiere zunehmend hektischer wird.

Ein gelassener Hund, der beispielsweise beim Spaziergang auf fremde Hunde trifft, wird nicht aggressiv oder ängstlich reagieren, sondern die Situation ruhig einschätzen und entsprechend handeln. Katzen, die Gelassenheit ausstrahlen, sind weniger anfällig für stressbedingte Verhaltensprobleme wie übermäßiges Kratzen oder Markieren.

Gelassenheit entwickelt sich durch Vertrauen und Sicherheit. Tiere, die wissen, dass sie in einer sicheren Umgebung leben und sich auf ihre Besitzer verlassen können, zeigen eine höhere Stressresistenz und bleiben auch in herausfordernden Situationen ruhig.

Wie Ruhe und Gelassenheit gefördert werden können

Um Ruhe und Gelassenheit bei Tieren zu fördern, ist es wichtig, dass der Tagesablauf strukturiert und vorhersehbar ist. Regelmäßige Fütterungszeiten, feste Schlafenszeiten und regelmäßige Bewegung tragen dazu bei, dass das Tier sich sicher und geborgen fühlt. Diese Sicherheit ist die Grundlage für Gelassenheit.

Darüber hinaus spielt die Umgebung eine große Rolle. Eine ruhige, stressfreie Umgebung ist für das Wohlbefinden des Tieres essenziell. Lärm, Hektik und ständige Veränderungen können das Tier verunsichern und aus der Ruhe bringen. Es ist wichtig, dass das Zuhause des Tieres ein Ort der Ruhe ist, wo es sich jederzeit zurückziehen kann.

Auch die Interaktion mit dem Tier sollte ruhig und besonnen erfolgen. Hektische Bewegungen, laute Stimmen oder ständiges Wechseln der Befehle können das Tier stressen und verunsichern. Stattdessen sollten Halter darauf achten, ruhig und klar mit ihrem Tier zu kommunizieren, um Vertrauen und Sicherheit zu vermitteln.

Die Rolle der Besitzer

Tierhalter spielen eine zentrale Rolle dabei, Ruhe und Gelassenheit bei ihren Tieren zu fördern. Ihre eigene Stimmung und ihr Verhalten haben einen direkten Einfluss auf das Tier.

Ein nervöser, gestresster Mensch überträgt diese Gefühle leicht auf sein Tier, das dann ebenfalls unruhig wird.

Deshalb ist es wichtig, dass Halter selbst Ruhe und Gelassenheit ausstrahlen. Dies kann durch regelmäßige Entspannungsübungen, Stressbewältigungstechniken oder einfach durch eine bewusste, ruhige Interaktion mit dem Tier geschehen. Ein entspannter Mensch kann sein Tier besser führen und ihm die Sicherheit geben, die es braucht, um gelassen zu bleiben.

Fazit

Ruhe und Gelassenheit sind wesentliche Komponenten für das Wohlbefinden von Tieren. Sie tragen dazu bei, dass Tiere gesund bleiben, sich sicher fühlen und eine starke, positive Bindung zu ihren Haltern entwickeln. Indem Tierhalter bewusst auf diese Aspekte achten und ihre eigenen Verhaltensweisen anpassen, können sie eine ruhige und gelassene Umgebung schaffen, die das Leben ihres Tieres nachhaltig verbessert. Ein gelassenes, ruhiges Tier ist nicht nur glücklicher, sondern auch ein ausgeglichenerer Begleiter, der das Zusammenleben bereichert.

Sicherheit und Vertrauen bei Tieren: Der Schlüssel zu einer starken Bindung

Sicherheit und Vertrauen sind grundlegende Bedürfnisse, die in der Beziehung zwischen Mensch und Tier eine zentrale Rolle spielen. Tiere—egal ob Hund, Katze, Pferd oder ein anderes Haustier—sind darauf angewiesen, in ihrer Umgebung Geborgenheit und Schutz zu finden. Wenn diese Grundbedürfnisse erfüllt sind, entsteht eine tiefe Vertrauensbasis, die das Zusammenleben harmonisch und stressfrei gestaltet.

Sicherheit als Grundvoraussetzung

Für Tiere bedeutet Sicherheit, dass ihre Grundbedürfnisse wie Nahrung, Wasser, Schutz und soziale Bindungen zuverlässig erfüllt werden. Ein Tier, das sich sicher fühlt, zeigt in der Regel ein ausgeglichenes und entspanntes Verhalten. Es erkundet seine Umgebung neugierig, ist offen für neue Erfahrungen und entwickelt eine stabile Gesundheit.

Das Zuhause des Tieres spielt dabei eine entscheidende Rolle. Ein sicherer Rückzugsort, wie ein eigenes Bett oder eine Höhle, gibt ihm die Möglichkeit, sich bei Bedarf zurückzuziehen und auszuruhen. Besonders wichtig ist dies für Tiere, die in neuen Umgebungen oder bei Veränderungen im Alltag schnell gestresst reagieren. Katzen brauchen beispielsweise einen ruhigen Platz, an dem sie sich sicher fühlen können, während Hunde es oft genießen, eine eigene Ecke im Haus zu haben, die nur ihnen gehört.

Auch der Umgang mit dem Tier sollte von Sicherheit geprägt sein. Dazu gehört nicht nur die körperliche Sicherheit, sondern auch die emotionale. Gewalt oder unberechenbares Verhalten des Menschen können das Vertrauen eines Tieres massiv zerstören. Stattdessen sollten klare und liebevolle Regeln den Alltag bestimmen. Konsistenz in den Handlungen und Reaktionen des Menschen gibt dem Tier Orientierung und fördert das Gefühl von Sicherheit.

Vertrauen als Basis für eine starke Bindung

Vertrauen ist das Fundament jeder gesunden Beziehung, auch zwischen Mensch und Tier. Es entwickelt sich durch wiederholte positive Erfahrungen und eine zuverlässige, respektvolle Interaktion. Vertrauen wächst, wenn das Tier merkt, dass es sich auf den Menschen verlassen kann und seine Bedürfnisse ernst genommen werden.

Geduld spielt hierbei eine große Rolle. Besonders Tiere, die in der Vergangenheit schlechte Erfahrungen gemacht haben, brauchen oft viel Zeit, um wieder Vertrauen zu fassen. Der Mensch muss bereit sein, auf das Tempo des Tieres einzugehen und ihm die Zeit zu geben, die es braucht. Kleine Schritte und positive Bestärkung sind dabei unerlässlich. Ein Hund, der beispielsweise Angst vor neuen Menschen hat, wird nur dann Vertrauen fassen, wenn er immer wieder positive Erlebnisse in solchen Situationen hat und nicht überfordert wird.

Vertrauen kann auch durch gemeinsame Aktivitäten gestärkt werden. Spaziergänge, Spielzeiten oder einfach nur gemeinsames Entspannen schaffen Bindungspunkte und vertiefen die Beziehung. Wichtig ist dabei, dass der Mensch aufmerksam auf die Signale seines Tieres achtet und darauf eingeht. Tiere kommunizieren oft durch subtile Zeichen wie Körperhaltung, Blickkontakt oder Geräusche. Ein respektvoller Umgang mit diesen Signalen zeigt dem Tier, dass es ernst genommen wird.

Die Balance zwischen Sicherheit und Vertrauen

Sicherheit und Vertrauen bedingen einander und sind in einem ständigen Wechselspiel. Ohne Sicherheit kann kein Vertrauen entstehen, und ohne Vertrauen wird ein Tier niemals die volle Sicherheit empfinden, die es braucht, um sich wohlzufühlen. Deshalb ist es wichtig, beides kontinuierlich zu fördern und aufrechtzuerhalten.

Ein Tier, das sowohl Sicherheit als auch Vertrauen erfährt, entwickelt eine stabile und ausgeglichene Persönlichkeit. Es wird weniger anfällig für Stress, zeigt weniger unerwünschtes Verhalten und kann sich besser an neue Situationen anpassen. Dies trägt nicht nur zum Wohlbefinden des Tieres bei, sondern erleichtert auch den Alltag für den Menschen. Eine starke Bindung, die auf Sicherheit und Vertrauen basiert, führt zu einem harmonischen Zusammenleben und bereichert das Leben von Mensch und Tier gleichermaßen.

Zusammenfassend lässt sich sagen, dass die Schaffung von Sicherheit und Vertrauen essenziell für eine gesunde und glückliche Beziehung zwischen Mensch und Tier ist. Indem wir uns bemühen, diesen Bedürfnissen gerecht zu werden, legen wir den Grundstein für eine tiefe und langanhaltende Bindung, die sowohl dem Tier als auch dem Menschen Freude und Erfüllung bringt.

Pflege

Im Punkt Pflege gehören für mich sowohl die Hufpflege als auch das Putzen dazu. Vielleicht hat dein Liebling auch besondere Bedürfnisse, auf die du eingehen solltest. Bitte benutze nur die weiche Bürste, da die andere zu kratzig ist. Natürlich macht es einen Unterschied, ob diese oder jene Bürste bevorzugt wird oder ob sich das Pferd generell nicht putzen oder anfassen lässt. In diesem Fall gibt es auf jeden Fall ein gesundheitliches oder psychisches Trauma aufzulösen.

Ein Beispiel aus meiner Praxis: Pushkin Red sollte Schulpferd werden. Doch zu dieser Zeit suchte ich ein neues Pferd. Als er vom Transporter abgeladen wurde, war klar: Er wird kein Schulpferd. Er sah aus wie ein Lipizzaner, nur in Dunkelrot. Meine Augen leuchteten, und so kam es, wie es kommen musste: Er durfte bei mir bleiben. Er war nicht wirklich gut gefüttert, was ich natürlich gleich änderte. Nach ein paar Wochen stellte er sich als Überraschungsei heraus, als er wieder zu Kräften kam. Die Überraschung kam beim Besuch des Hufschmieds. Beschlagen war unmöglich. Er ging so lange zurück, bis ihm das Halfter um die Ohren flog und er „Tschüss" sagte. Ups, was war das denn? Hufe auskratzen und ähnliches waren bis dahin nie ein Thema. Zwischen seinen Ohren hatte er eine große Narbe. Entweder ist er einmal gestiegen und hat sich dabei verletzt, oder er hat einen Schlag auf den Kopf bekommen.

Genau geklärt werden konnte das nie, also wurde er kalt beschlagen, was dann auch klappte. Keiner wusste, welche Erfahrungen er gemacht hatte, nur dass sie wohl nicht die besten waren. Ein Pferd stellt sich nicht einfach so an. Es gibt immer einen Grund dafür, und wenn dies der Fall ist, solltest du genauer hinhören und hinsehen.

Pflege von Hund, Katze und Pferd: Ein umfassender Leitfaden

Die Pflege von Haustieren ist ein wesentlicher Bestandteil, um ihre Gesundheit und ihr Wohlbefinden zu gewährleisten. Ob es sich um einen Hund, eine Katze oder ein Pferd handelt – jedes Tier hat spezifische Bedürfnisse, die eine regelmäßige und gründliche Pflege erfordern. Dieser Bericht bietet einen umfassenden Überblick über die wichtigsten Aspekte der Pflege für diese drei beliebten Haustiere, einschließlich der Rolle des Hufschmieds für Pferde.

Hundepflege: Gesundheit und Wohlbefinden

Die Pflege eines Hundes geht weit über das bloße Füttern hinaus. Regelmäßiges Bürsten ist entscheidend, um das Fell gesund zu halten und Hautprobleme zu vermeiden. Besonders bei langhaarigen Rassen verhindert tägliches Bürsten das Verfilzen und hilft, Schmutz sowie lose Haare zu entfernen. Auch die Ohren sollten regelmäßig auf Anzeichen von Infektionen oder Parasiten überprüft und bei Bedarf gereinigt werden.

Ein weiterer wichtiger Aspekt ist die Zahnpflege. Zahnerkrankungen sind bei Hunden häufig, können aber durch regelmäßiges Zähneputzen und die Gabe von speziellen Kauartikeln zur Zahnreinigung vermieden werden. Auch die Kontrolle und Pflege der Pfoten ist unerlässlich, insbesondere nach Spaziergängen in unwegsamem Gelände oder auf heißem Asphalt. Die

Krallen sollten regelmäßig geschnitten werden, um ein zu starkes Einwachsen zu verhindern, was schmerzhaft sein kann und zu Infektionen führen könnte.

Katzenpflege: Sauberkeit und Gesundheit

Katzen sind von Natur aus reinliche Tiere und kümmern sich selbst intensiv um ihre Fellpflege. Dennoch ist es wichtig, dass auch Katzenhalter regelmäßig eingreifen. Kurzhaarige Katzen sollten wöchentlich, langhaarige Katzen sogar täglich gebürstet werden, um die Bildung von Haarballen zu minimieren und das Fell glänzend und gesund zu halten. Die Pflege der Krallen ist ebenfalls entscheidend, besonders für Wohnungskatzen, die weniger Gelegenheit haben, ihre Krallen auf natürliche Weise abzunutzen.

Ein weiterer Pflegeaspekt bei Katzen ist die Kontrolle der Zähne und des Zahnfleischs. Zahnerkrankungen können schmerzhaft sein und sollten durch regelmäßige Kontrollen sowie gegebenenfalls durch spezielle Zahnpflegeprodukte verhindert werden. Auch die Ohren und Augen sollten regelmäßig auf Auffälligkeiten hin überprüft und bei Bedarf gereinigt werden.

Katzen benötigen zudem eine saubere und gut gepflegte Katzentoilette. Diese sollte täglich gereinigt und das Streu regelmäßig komplett gewechselt werden, um Geruchsbildung zu vermeiden und die Katze zur Nutzung der Toilette zu animieren. Sauberkeit im Katzenklo ist ein wesentlicher Aspekt der Katzenpflege, der sowohl für die Gesundheit der Katze als auch für das häusliche Wohlbefinden wichtig ist.

Pferdepflege: Vielseitige Verantwortung

Die Pflege eines Pferdes erfordert erheblich mehr Zeit und Aufwand als bei kleineren Haustieren. Ein wichtiger Teil der Pferdepflege ist das tägliche Bürsten, um Schmutz, Staub und lose Haare zu entfernen. Dabei wird auch die Haut auf Verletzungen, Schwellungen oder Parasitenbefall überprüft. Besonders wichtig ist die Pflege des Fells und der Mähne, die regelmäßig entwirrt und gesäubert werden sollte.

Die Hufpflege ist ein zentraler Bestandteil der Pferdepflege. Hier kommt der Hufschmied ins Spiel, der regelmäßig (alle sechs bis acht Wochen) die Hufe kontrolliert, beschlägt oder den natürlichen Abrieb durch korrektes Ausschneiden unterstützt. Gesunde Hufe sind für das Wohlbefinden und die Leistungsfähigkeit eines Pferdes unerlässlich. Ein guter Hufschmied sorgt dafür, dass das Pferd keine Probleme beim Laufen hat und dass Fehlstellungen frühzeitig erkannt und korrigiert werden können.

Neben der äußeren Pflege spielen auch die Ernährung und die allgemeine Stallhygiene eine große Rolle. Pferde benötigen frisches Wasser, eine ausgewogene Fütterung und einen sauberen, trockenen Stall. Der tägliche Auslauf auf der Weide ist wichtig für die körperliche und geistige Gesundheit des Pferdes.

Fazit: Regelmäßige Pflege für gesunde Tiere

Die regelmäßige Pflege von Hunden, Katzen und Pferden ist entscheidend für ihre Gesundheit und ihr Wohlbefinden. Während Hunde und Katzen vor allem durch regelmäßiges Bürsten, Zahn- und Krallenpflege gesund gehalten werden, erfordert die Pflege von Pferden zusätzlich eine intensive Hufpflege und die Unterstützung durch einen Hufschmied. Durch eine sorgfältige und liebevolle Pflege können Tierhalter sicherstellen, dass ihre Tiere gesund, glücklich und aktiv bleiben. Diese Pflege trägt nicht nur zur physischen Gesundheit bei, sondern stärkt auch die Bindung zwischen Mensch und Tier, indem sie Vertrauen und Sicherheit fördert.

Vermenschlichung und artgerechte Tierhaltung: Ein Balanceakt für das Wohl der Tiere

In unserer modernen Gesellschaft werden Tiere oft als vollwertige Familienmitglieder betrachtet. Diese enge Bindung zwischen Mensch und Tier ist wunderschön und kann sowohl für den Tierhalter als auch für das Tier selbst sehr bereichernd sein. Doch manchmal führt diese enge Beziehung auch zur Vermenschlichung der Tiere, was nicht immer im besten Interesse des Tieres ist. In diesem Beitrag beleuchten wir, was Vermenschlichung bedeutet, welche Risiken sie birgt und warum artgerechte Tierhaltung der Schlüssel zu einem glücklichen und gesunden Tierleben ist.

Was bedeutet Vermenschlichung?

Vermenschlichung, auch bekannt als „Anthropomorphismus", bezeichnet die Tendenz, Tieren menschliche Eigenschaften, Emotionen und Bedürfnisse zuzuschreiben. Diese Praxis ist weit verbreitet, und viele Tierhalter sind sich oft nicht bewusst, dass sie ihr Tier vermenschlichen. Ein Beispiel dafür ist, wenn Hunde oder Katzen wie menschliche Babys behandelt werden, einschließlich des Anziehens von Kleidung. Damit ist nicht der Hundemantel gemeint, der in bestimmten Fällen notwendig sein kann. Auch das Füttern von Haustieren mit menschlichen Nahrungsmitteln, die für sie ungeeignet oder sogar schädlich sein können, gehört dazu.

Während es völlig normal ist, eine tiefe emotionale Bindung zu seinem Tier zu haben und es gut behandeln zu wollen, kann Vermenschlichung problematisch werden, wenn sie dazu führt, dass die natürlichen Bedürfnisse des Tieres vernachlässigt werden. Tiere haben andere Instinkte, Ernährungsbedürfnisse und Verhaltensweisen als Menschen, und diese müssen respektiert werden, um ihnen ein gesundes und glückliches Leben zu ermöglichen.

Die Risiken der Vermenschlichung

Die Vermenschlichung von Tieren kann verschiedene negative Auswirkungen auf ihre Gesundheit und ihr Wohlbefinden haben. Zum einen kann sie dazu führen, dass Tiere körperlich leiden. Ein häufiges Beispiel ist das Überfüttern von Haustieren mit menschlichen Lebensmitteln, die oft zu viel Salz, Zucker oder Fett enthalten. Dies kann zu Fettleibigkeit, Diabetes oder anderen ernsthaften Gesundheitsproblemen führen.

Zum anderen kann die Vermenschlichung auch das Verhalten von Tieren negativ beeinflussen. Hunde, die ständig verwöhnt und wie menschliche Babys behandelt werden, können Verhaltensstörungen entwickeln. Sie könnten beispielsweise Schwierigkeiten haben, allein zu bleiben, weil sie es gewohnt sind, ständig im Mittelpunkt der Aufmerksamkeit zu stehen. Dies kann zu Trennungsangst, übermäßigem Bellen oder Zerstörungswut führen.

Darüber hinaus kann die Vermenschlichung von Tieren dazu führen, dass ihre natürlichen Verhaltensweisen unterdrückt werden. Ein Hund ist beispielsweise ein Rudeltier und hat bestimmte Bedürfnisse, die aus seiner Natur heraus entstehen, wie das Herumlaufen, Schnüffeln oder die soziale Interaktion mit anderen Hunden. Wenn diese Bedürfnisse nicht erfüllt werden, weil der Hund wie ein menschlicher Begleiter behandelt wird, kann dies zu Langeweile, Frustration und letztlich zu Verhaltensproblemen führen.

Was bedeutet artgerechte Tierhaltung?

Artgerechte Tierhaltung bedeutet, dass die Haltung, Pflege und Ernährung eines Tieres den natürlichen Bedürfnissen und Verhaltensweisen der jeweiligen Tierart entspricht. Es geht darum, die Instinkte und das Verhalten des Tieres zu respektieren und ihm ein Umfeld zu bieten, das es ihm ermöglicht, seine natürlichen Bedürfnisse auszuleben.

Für Hunde bedeutet artgerechte Haltung beispielsweise regelmäßige Bewegung, geistige Stimulation und die Möglichkeit, soziale Kontakte zu anderen Hunden zu pflegen. Katzen benötigen hingegen ein Umfeld, das ihnen Rückzugsmöglichkeiten, Kletter- und Spielmöglichkeiten sowie eine artgerechte Ernährung bietet.

Artgerechte Tierhaltung bedeutet auch, dass Tiere nicht wie Menschen behandelt werden sollten. Sie haben ihre eigenen Bedürfnisse und Verhaltensweisen, die respektiert werden müssen. Ein Hund, der beispielsweise regelmäßig mit anderen Hunden spielen darf, ist in der Regel ausgeglichener und glücklicher als ein Hund, der ausschließlich auf den Menschen fixiert ist.

Die Balance zwischen Nähe und artgerechter Haltung

Die Herausforderung für viele Tierhalter besteht darin, eine Balance zwischen der emotionalen Bindung zu ihrem Tier und einer artgerechten Haltung zu finden. Es ist wichtig, sich darüber im Klaren zu sein, dass Tiere keine Menschen sind und daher nicht nach menschlichen Maßstäben behandelt werden sollten. Gleichzeitig ist es natürlich möglich, eine enge und liebevolle Beziehung zu seinem Tier zu haben, ohne dabei seine natürlichen Bedürfnisse zu vernachlässigen.

Ein Weg, diese Balance zu finden, ist, sich über die spezifischen Bedürfnisse und Verhaltensweisen der eigenen Tierart zu informieren. Es ist wichtig zu verstehen, was ein Tier braucht, um glücklich und gesund zu sein, und diese Bedürfnisse in den Alltag zu integrieren. Dazu gehört auch, den Tieren den nötigen Freiraum zu geben und ihre Instinkte und Verhaltensweisen zu respektieren.

Fazit

Die Vermenschlichung von Tieren kann zu verschiedenen Problemen führen, sowohl für die Tiere selbst als auch für die Beziehung zwischen Tier und Halter. Artgerechte Tierhaltung hingegen stellt sicher, dass die natürlichen Bedürfnisse der Tiere erfüllt werden und sie ein glückliches und gesundes Leben führen können. Als Tierhalter ist es wichtig, die richtige Balance zu finden, um eine enge Bindung zu seinem Tier aufzubauen, ohne dabei seine grundlegenden Bedürfnisse zu vernachlässigen. Durch artgerechte Haltung und ein Bewusstsein für die Natur des Tieres können Tierhalter sicherstellen, dass ihre Tiere nicht nur gesund, sondern auch glücklich sind.

Routinen

Die Bedeutung von Routinen bei Tieren: Ein Schlüssel zu einem glücklichen und gesunden Leben

Routinen spielen eine entscheidende Rolle im Leben von Tieren. Sie bieten Sicherheit, Stabilität und helfen dabei, Stress abzubauen. Egal, ob es sich um Hunde, Katzen, Pferde oder andere Haustiere handelt – ein strukturierter Tagesablauf ist wesentlich für das

Wohlbefinden und die Gesundheit eines Tieres. In diesem Beitrag wird die Bedeutung von Routinen bei Tieren genauer betrachtet und erklärt, wie Tierhalter diese in den Alltag integrieren können, um eine harmonische Beziehung zu ihrem Tier aufzubauen.

Warum sind Routinen für Tiere so wichtig?

Tiere, insbesondere domestizierte, fühlen sich in einer stabilen und vorhersehbaren Umgebung am wohlsten. Routinen bieten ihnen eine Form der Kontrolle über ihre Umgebung und lassen sie wissen, was als Nächstes kommt. Dies reduziert Unsicherheiten und Angst, die durch unvorhersehbare Ereignisse ausgelöst werden können. Wenn ein Tier weiß, dass es zur gleichen Zeit gefüttert wird, spazieren geht oder spielt, fühlt es sich sicherer und geborgener.

Ein klar strukturierter Tagesablauf hilft auch, das Verhalten eines Tieres positiv zu beeinflussen. Dabei geht es nicht um die exakte Uhrzeit – in der Natur hoppelt der Hase auch nicht immer um 17 Uhr vorbei. Tiere, die wissen, wann sie Futter, Bewegung oder Aufmerksamkeit erhalten, neigen weniger dazu, unruhig oder destruktiv zu werden. Ein Hund, der regelmäßig ausgeführt wird, entwickelt seltener Verhaltensprobleme wie übermäßiges Bellen oder Zerstörungswut. Ebenso fühlen sich Katzen, die feste Spiel- und Fütterungszeiten haben, sicherer und weniger gestresst.

Wie Routinen den Alltag von Tieren bereichern

Ein klarer Tagesablauf sorgt nicht nur für Sicherheit, sondern fördert auch das Vertrauen zwischen Tier und Halter. Wenn ein Tierhalter beständig ist und seinem Tier regelmäßig

Aufmerksamkeit schenkt, stärkt dies die Bindung und das Vertrauen. Tiere reagieren positiv auf diese Vorhersehbarkeit und zeigen oft mehr Zuneigung und Gehorsam.

Routinen helfen auch, die körperliche und geistige Gesundheit eines Tieres zu fördern. Regelmäßige Bewegung zur gleichen Zeit des Tages hilft, den Energielevel des Tieres zu regulieren und beugt Übergewicht sowie damit verbundenen Gesundheitsproblemen vor. Geistige Stimulation durch regelmäßige Spielzeiten oder Trainingseinheiten fördert die geistige Gesundheit und verhindert Langeweile, die zu Verhaltensproblemen führen kann.

Für ältere Tiere oder solche mit gesundheitlichen Problemen sind Routinen besonders wichtig. Sie helfen, den Tagesablauf des Tieres zu strukturieren, was wiederum dabei hilft, den Zustand des Tieres zu überwachen und rechtzeitig auf Veränderungen zu reagieren. Zum Beispiel kann die regelmäßige Gabe von Medikamenten zur gleichen Zeit am Tag dazu beitragen, dass das Tier die Einnahme besser akzeptiert und die Wirkung der Medikamente optimiert wird.

Wie man effektive Routinen für Tiere entwickelt

Um eine effektive Routine für dein Tier zu entwickeln, ist es wichtig, dessen natürliche Verhaltensmuster und Bedürfnisse zu verstehen. Ein Hund hat beispielsweise ein natürliches Bedürfnis nach Bewegung und sozialer Interaktion, während eine Katze regelmäßige Ruhephasen benötigt. Indem du diese Bedürfnisse berücksichtigst und in den Alltag integrierst, schaffst du eine Routine, die sowohl für das Tier als auch für dich als Halter sinnvoll und erfüllend ist.

Beginne damit, feste Zeiten für Fütterung, Bewegung und Spiel festzulegen. Halte diese Zeiten so konstant wie möglich ein, auch an Wochenenden oder während der Urlaubszeit. Tiere gewöhnen sich schnell an diese festen Zeiten und beginnen, sich darauf zu verlassen.

Es ist auch wichtig, flexibel zu bleiben und die Routine an die sich ändernden Bedürfnisse deines Tieres anzupassen. Ein junger Hund braucht möglicherweise mehr Bewegung und Spielzeit als ein älterer Hund, der mehr Ruhezeiten benötigt. Ebenso können sich die Bedürfnisse eines Tieres ändern, wenn es krank wird oder sich die Lebensumstände ändern.

Die Rolle von Tierhaltern in der Aufrechterhaltung von Routinen

Als Tierhalter trägst du die Verantwortung dafür, dass die Routine deines Tieres eingehalten wird. Dies erfordert Konsequenz und Engagement. Es kann manchmal schwierig sein, den Tagesablauf deines Tieres beizubehalten, besonders in Zeiten von Stress oder Veränderungen in deinem eigenen Leben. Doch die Aufrechterhaltung dieser Routinen ist entscheidend für das Wohlbefinden deines Tieres.

Routinen sind nicht nur für das Tier, sondern auch für den Halter von Vorteil. Sie helfen, einen strukturierten Tagesablauf zu schaffen, der auch für den Menschen hilfreich sein kann. Regelmäßige Spaziergänge oder Spielzeiten mit deinem Tier können auch dir helfen, Stress abzubauen und eine Pause vom Alltag zu machen.

Fazit

Routinen sind ein wesentlicher Bestandteil des Lebens eines jeden Tieres. Sie bieten Sicherheit, fördern das Vertrauen und helfen, die körperliche und geistige Gesundheit zu erhalten.

Indem du feste Zeiten für Fütterung, Bewegung und Ruhe etablierst und beibehältst, schaffst du eine stabile und liebevolle Umgebung, in der dein Tier gedeihen kann. Ein strukturierter Tagesablauf ist nicht nur gut für dein Tier, sondern auch für dich als Halter, da er eine Grundlage für ein harmonisches und erfülltes Zusammenleben schafft.

Grenzen setzen bei Hund, Katze und Pferd: Ein Schlüssel zu Harmonie und Vertrauen

Grenzen sind in der Beziehung zwischen Mensch und Tier von großer Bedeutung. Ob Hund, Katze oder Pferd – jedes Tier braucht klare Regeln und Strukturen, um sich sicher und geborgen zu fühlen. Grenzen zu setzen bedeutet nicht, das Tier einzuschränken, sondern ihm zu zeigen, was von ihm erwartet wird und was es von dir erwarten kann. Dieser Beitrag beleuchtet die Bedeutung von Grenzen in der Tierhaltung und gibt Einblicke, wie sie in der Praxis bei Hunden, Katzen und Pferden erfolgreich umgesetzt werden können.

Hunde: Grenzen für Vertrauen und Sicherheit

Hunde sind soziale Tiere, die von Natur aus in Hierarchien leben. Sie brauchen klare Regeln und Strukturen, um sich in ihrer Umgebung zurechtzufinden und zu verstehen, welche Rolle sie im "Rudel" – also in der Familie – spielen. Grenzen setzen bedeutet, dem Hund zu zeigen, welches Verhalten akzeptabel ist und welches nicht. Ein Hund, der weiß, was von ihm erwartet wird, fühlt sich sicherer und entspannter.

Es ist wichtig, dem Hund klare Regeln bezüglich seiner Platzierung im Haus, seines Fressverhaltens und seines Umgangs mit anderen Tieren oder Menschen zu geben. Ein Hund, der die Regeln kennt, wird weniger gestresst sein, weil er nicht ständig herausfinden muss, was richtig oder falsch ist. Wichtig ist, dass die Grenzen konsistent und liebevoll gesetzt werden. Inkonsequenz führt dazu, dass der Hund verwirrt wird und möglicherweise Verhaltensprobleme entwickelt.

Katzen: Freiheit innerhalb sicherer Grenzen

Katzen sind unabhängiger als Hunde, was die Grenzsetzung komplizierter machen kann. Dennoch sind auch bei Katzen klare Grenzen wichtig, um ein harmonisches Zusammenleben zu gewährleisten. Da Katzen ein ausgeprägtes Bedürfnis nach Freiheit haben, müssen Grenzen sorgfältig gesetzt werden, um ihr Bedürfnis nach Unabhängigkeit zu respektieren, ohne dabei ihre Sicherheit zu gefährden.

Ein typisches Beispiel ist das Kratzen an Möbeln. Während Katzen ihre Krallen schärfen und ihr Territorium markieren müssen, sollte ihnen klar gemacht werden, dass dafür ein Kratzbaum und nicht das Sofa vorgesehen ist. Es ist wichtig, Alternativen anzubieten und sie positiv zu verstärken, wenn sie diese nutzen. Auch das Thema Fütterung ist bei Katzen ein Bereich, in dem Grenzen wichtig sind – etwa bei der Futtermenge oder den Fütterungszeiten, um Übergewicht zu vermeiden.

Pferde: Grenzen für Respekt und Zusammenarbeit

Pferde sind große, kraftvolle Tiere, die klare Grenzen brauchen, um respektvolles und sicheres Verhalten zu lernen. Grenzen zu setzen ist bei Pferden besonders wichtig, da sie nicht nur zum Schutz des Menschen, sondern auch des Pferdes selbst dienen. Ein Pferd, das seine

Grenzen kennt, wird weniger dazu neigen, gefährliche Situationen zu provozieren, etwa durch Beißen, Treten oder Drängeln.

Im Umgang mit Pferden ist es entscheidend, dass die Grenzen fair und konsequent gesetzt werden. Beispielsweise sollte ein Pferd lernen, respektvoll geführt zu werden, auf dem Platz zu bleiben und nicht den Menschen zu bedrängen. Dabei ist es wichtig, dass der Mensch als konsequenter, aber auch vertrauenswürdiger Anführer agiert. Pferde reagieren sehr sensibel auf die Körpersprache und das Verhalten des Menschen; daher müssen die Signale klar und verständlich sein.

Das Setzen von Grenzen fördert die Beziehung

Grenzen zu setzen ist nicht nur eine Frage der Sicherheit, sondern auch ein wichtiger Bestandteil der Beziehung zwischen Mensch und Tier. Tiere, die klare Grenzen haben, fühlen sich sicherer, weil sie wissen, woran sie sind. Sie können sich entspannen, weil sie sich nicht ständig an neuen Regeln orientieren müssen. Dies stärkt das Vertrauen und die Bindung zwischen Mensch und Tier.

Es ist wichtig zu verstehen, dass Grenzen nicht hart oder starr sein müssen. Sie können flexibel sein und sich je nach Situation anpassen. Der Schlüssel liegt darin, sie konsequent und verständlich zu kommunizieren, damit das Tier sie versteht und akzeptiert. Ein Tier, das seine Grenzen kennt, wird eher bereit sein, zu kooperieren und Vertrauen in seinen Halter zu haben.

Fazit

Grenzen zu setzen ist ein wesentlicher Aspekt der Tierhaltung, der oft unterschätzt wird. Ob Hund, Katze oder Pferd – klare, liebevoll gesetzte Grenzen geben dem Tier Orientierung und Sicherheit. Sie fördern eine harmonische Beziehung und tragen dazu bei, Verhaltensprobleme zu vermeiden. Indem du deinem Tier klare Grenzen setzt, schaffst du eine vertrauensvolle Basis, die für beide Seiten zu einem entspannten und zufriedenen Zusammenleben führt.

Die Chemie zwischen Tieren und ihren Besitzern: Der unsichtbare Draht des Vertrauens

Die Beziehung zwischen einem Tier und seinem Besitzer ist etwas Einzigartiges, fast Magisches. Sie geht weit über das bloße Zusammenleben hinaus und kann mit einem unsichtbaren Draht verglichen werden, der beide miteinander verbindet. Dieser Draht, oft als "Chemie" zwischen Mensch und Tier bezeichnet, besteht aus Vertrauen, Verständnis, Respekt und einer tiefen emotionalen Bindung. Doch wie entsteht diese besondere Chemie, und was macht sie so wichtig für das Wohlbefinden und die Gesundheit des Tieres?

Die Basis der Chemie: Vertrauen und Verständnis

Die Chemie zwischen einem Tier und seinem Besitzer beginnt mit Vertrauen. Tiere, insbesondere Haustiere wie Hunde, Katzen und Pferde, brauchen Sicherheit in ihrer Umgebung und im Umgang mit Menschen. Vertrauen ist die Grundlage jeder Beziehung, und das gilt besonders für die zwischen Mensch und Tier. Ein Tier, das seinem Besitzer vertraut, fühlt sich sicher und geborgen. Es weiß, dass es in schwierigen Situationen auf seinen Menschen zählen kann und wird sich deshalb eher auf ihn verlassen und ihm folgen.

Vertrauen entsteht durch konsequentes und liebevolles Handeln. Tiere lernen schnell, wem sie vertrauen können und wem nicht. Ein Hund, der weiß, dass sein Besitzer immer für ihn da ist, wird ihm bedingungslos folgen. Eine Katze, die merkt, dass ihr Mensch ihre Bedürfnisse respektiert, wird eine tiefe Bindung zu ihm aufbauen. Pferde, die spüren, dass sie in schwierigen Momenten auf ihren Reiter zählen können, entwickeln eine starke Partnerschaft.

Kommunikation: Der Schlüssel zur starken Bindung

Kommunikation spielt eine entscheidende Rolle in der Chemie zwischen Tier und Besitzer. Tiere kommunizieren hauptsächlich durch Körpersprache, Mimik und Geräusche. Ein aufmerksamer Besitzer lernt schnell, diese Signale zu verstehen und darauf einzugehen. Diese nonverbale Kommunikation schafft ein tiefes Verständnis und fördert die Bindung.

Für Hunde ist zum Beispiel die Körpersprache des Besitzers enorm wichtig. Sie nehmen jede Bewegung, jede Geste und jeden Gesichtsausdruck wahr und interpretieren sie. Ein Hund, der merkt, dass sein Besitzer ihn versteht, wird sich sicher und geliebt fühlen. Bei Katzen spielt die Kommunikation über Berührungen eine große Rolle. Sie zeigen Zuneigung und Vertrauen durch das Anstoßen mit dem Kopf oder das sanfte Treten mit den Pfoten. Wenn der Mensch darauf eingeht, stärkt das die Bindung.

Pferde, als Fluchttiere, sind besonders sensibel gegenüber der Körpersprache ihres Besitzers. Ein ruhiges, selbstbewusstes Auftreten des Reiters vermittelt dem Pferd Sicherheit. Es weiß, dass es sich auf seinen Reiter verlassen kann, was die Grundlage für eine erfolgreiche Zusammenarbeit bildet.

Respekt und Empathie: Der Kern einer starken Chemie

Respekt und Empathie sind ebenfalls zentrale Elemente in der Beziehung zwischen Mensch und Tier. Jedes Tier hat seine eigenen Bedürfnisse, Ängste und Vorlieben. Diese zu respektieren und sich darauf einzulassen, ist entscheidend für eine gesunde Chemie.

Empathie bedeutet, sich in die Lage des Tieres hineinzuversetzen und seine Gefühle zu verstehen. Ein empathischer Besitzer wird merken, wenn sein Tier gestresst, ängstlich oder glücklich ist, und entsprechend reagieren. Dieser emotionale Austausch fördert das Vertrauen und die Bindung zwischen Mensch und Tier.

Respekt zeigt sich auch in der Art und Weise, wie wir mit den Grenzen und Eigenheiten unseres Tieres umgehen. Ein Hund, der nicht gerne gestreichelt wird, sollte nicht dazu gezwungen werden. Eine Katze, die sich zurückzieht, braucht ihren Raum. Ein Pferd, das Angst vor bestimmten Situationen hat, sollte nicht unter Druck gesetzt werden. Indem wir die individuellen Bedürfnisse unserer Tiere respektieren, zeigen wir ihnen, dass wir sie ernst nehmen und ihre Gefühle akzeptieren.

Die Bedeutung der Chemie für das Wohlbefinden

Die Chemie zwischen Mensch und Tier hat einen direkten Einfluss auf das Wohlbefinden des Tieres. Ein Tier, das in einer vertrauensvollen und liebevollen Beziehung lebt, wird in der

Regel gesünder und ausgeglichener sein. Es fühlt sich sicher, verstanden und geliebt, was sich positiv auf seine Psyche und seine Gesundheit auswirkt.

Diese besondere Verbindung kann auch in stressigen Situationen helfen. Ein Hund, der seinem Besitzer vertraut, wird in ungewohnten Situationen ruhiger bleiben. Eine Katze, die sich auf ihren Menschen verlassen kann, wird schneller entspannen. Ein Pferd, das in einer sicheren Partnerschaft lebt, wird auch in schwierigen Momenten gelassen bleiben.

Fazit: Die unsichtbare Kraft der Chemie

Die Chemie zwischen einem Tier und seinem Besitzer ist eine unsichtbare Kraft, die die Beziehung stärkt und das Wohlbefinden des Tieres fördert. Sie basiert auf Vertrauen, Verständnis, Kommunikation, Respekt und Empathie. Diese Elemente sind der Schlüssel zu einer tiefen, emotionalen Bindung, die das Leben von Mensch und Tier bereichert. Indem wir uns auf diese unsichtbare Verbindung einlassen und sie pflegen, schaffen wir eine harmonische Beziehung, die sowohl für uns als auch für unsere Tiere von unschätzbarem Wert ist.

Und manchmal trennen sich dann die Wege. Es geht darum, welche Voraussetzungen ein Pferd braucht, um glücklich zu sein. Es darf natürlich eine vorsichtige Annäherung sein, doch wenn dein Bauchgefühl NEIN sagt, dann höre darauf – und zwar jetzt. Es gibt viele Beziehungen, bei denen man denkt: „Das wird noch, der muss sich erst einleben, wenn sie älter ist" und so weiter. Diese Hoffnungen erfüllen sich in den seltensten Fällen und es gibt Differenzen und Themen bis hin zu wirklichen gesundheitlichen Problemen, die wir hätten vermeiden können.

Meine Pferde sind alle irgendwie zu mir gekommen und standen sozusagen vor meiner Tür. Ich brauchte nicht zu suchen, sie haben mich gefunden. Nur „Valentino" habe ich ausgesucht, in Begleitung des Trainers. Er war gerade angeritten und definitiv nicht wirklich geeignet für mein damaliges Reitkönnen. „Das kriegen wir schon hin", dachte ich. Mein Bauchgefühl sagte etwas anderes, doch ich dachte, dass Beritt und Zeit das schon lösen würden, was es aber nicht tat. Er war nie mein Pferd, superlieb und gut zu händeln, doch es fehlte immer noch der letzte Funke; das gegenseitige Vertrauen konnte nie wirklich zu 100% aufgebaut werden. So verkaufte ich ihn nach drei Jahren an eine Interessentin, bei der ich wusste, dass es besser passt. Deshalb würde ich nie wieder so handeln. Es gibt genügend Beispiele im weiteren Umfeld; oft werden zu hohe Erwartungen enttäuscht. Wie heißt es so schön: „Auf einer Abstammung kann man nicht reiten", und das Pferd entwickelt sich in eine ganz andere Richtung und hat null Springtalent von seiner Mutter oder seinem Vater geerbt.

Heute bin ich definitiv nicht auf eine Rasse festgelegt, obwohl Lipizzaner immer noch meine Favoriten sind. Doch bisher sollte es nur zu einem Lipizzaner-Mischling reichen, und wieder stand ein Pferd vor meiner Tür im letzten September – und das war History, eine Hannoveraner Stute.

Die Bedeutung von Abwechslung im Leben unserer Tiere

Tiere, genau wie Menschen, profitieren von einer abwechslungsreichen Umgebung und Routine. Abwechslung spielt eine entscheidende Rolle für das Wohlbefinden, die Gesundheit und das Glück unserer Haustiere. Ein monotones Leben kann nicht nur Langeweile verursachen, sondern auch zu Verhaltensproblemen und gesundheitlichen Beschwerden führen. Dieser Beitrag beleuchtet die Bedeutung von Abwechslung im Leben von Tieren und gibt praktische Tipps, wie Tierhalter ihren Lieblingen ein aufregendes und erfülltes Leben bieten können.

Warum Abwechslung so wichtig ist

In der Natur sind Tiere ständig neuen Reizen ausgesetzt. Sie müssen Nahrung suchen, auf Gefahren reagieren und sich an wechselnde Umweltbedingungen anpassen. Diese ständige Stimulation hält sie geistig und körperlich fit. Haustiere, die in einer kontrollierten Umgebung leben, erleben oft weniger Abwechslung. Ohne regelmäßige Veränderungen in ihrem Alltag können sie sich schnell langweilen, was zu Stress, Angst und destruktivem Verhalten führen kann.

Hunde zum Beispiel brauchen geistige und körperliche Herausforderungen, um glücklich zu sein. Ein Hund, der täglich den gleichen Spazierweg geht, wird weniger stimuliert und kann lethargisch oder destruktiv werden. Ebenso benötigen Katzen, die als besonders unabhängige Tiere gelten, mentale Anreize durch Spiele und neue Umgebungen, um gesund und aktiv zu bleiben. Auch Pferde, die als Fluchttiere besonders sensibel auf ihre Umgebung reagieren, profitieren von Abwechslung in ihrer Routine, sei es durch neue Ausritte oder das Erkunden neuer Weideflächen.

Praktische Tipps für Abwechslung im Alltag

Es gibt viele einfache Möglichkeiten, um Abwechslung in das Leben unserer Tiere zu bringen. Hier sind einige Tipps, die Tierhalter leicht in den Alltag integrieren können:

1. **Variiere die Spazierwege:**

   Hunde lieben es, neue Orte zu erkunden. Statt immer denselben Weg zu gehen, können verschiedene Routen gewählt werden. Das Erkunden neuer Gerüche und Umgebungen ist nicht nur spannend, sondern auch geistig anregend für den Hund.

2. Spielzeuge rotieren:

Für Haustiere wie Hunde und Katzen ist es hilfreich, Spielzeuge regelmäßig auszutauschen. Anstatt alle Spielsachen ständig zur Verfügung zu haben, können sie in Intervallen gegeben werden, sodass sie immer wieder als „neu" empfunden werden.

3. Neue Spiele einführen:

Intelligenzspiele und Suchspiele sind eine großartige Möglichkeit, die geistige Stimulation zu fördern. Das Verstecken von Leckerlis oder das Einführen neuer Tricks hält das Tier geistig fit und stärkt zudem die Bindung zwischen Mensch und Tier.

4. Wechsle den Futterplatz:

Eine einfache Methode, um Abwechslung zu bieten, ist der gelegentliche Wechsel des Futterplatzes. Das regt die Neugier an und kann besonders für Katzen und Hunde, die gerne ihre Umgebung erkunden, spannend sein.

5. Neue Erlebnisse bieten:

Ausflüge zu neuen Orten, wie zum Beispiel in den Wald, an den Strand oder zu einem Hundepark, bieten nicht nur körperliche Bewegung, sondern auch neue Sinneseindrücke, die das Tier geistig fordern.

6. Training und neue Herausforderungen:

Für Hunde und Pferde ist das Erlernen neuer Kommandos oder das Training neuer Disziplinen eine ausgezeichnete Möglichkeit, Abwechslung zu schaffen. Dies hält sie geistig wach und bietet eine sinnvolle Beschäftigung.

Die Rolle der Umgebung

Nicht nur die Aktivitäten, sondern auch die Umgebung, in der ein Tier lebt, spielt eine große Rolle für dessen Wohlbefinden. Das regelmäßige Umstellen von Möbeln oder das Einführen neuer Elemente wie Kletterstrukturen für Katzen oder Tunnel und Verstecke für Kleintiere können Wunder wirken. Diese Veränderungen geben den Tieren das Gefühl, dass ihre Umgebung dynamisch und interessant ist.

Pferde, die oft in denselben Koppeln und Boxen stehen, profitieren von wechselnden Weideflächen oder von der Einführung neuer Elemente auf der Koppel, wie Baumstämme oder Hügel, die sie erkunden können. Auch das gelegentliche Einbinden von Bodenarbeit oder spielerischen Übungen in das Training kann für Abwechslung sorgen.

Die positiven Auswirkungen von Abwechslung

Die Einführung von Abwechslung in den Alltag eines Tieres hat viele positive Effekte. Sie fördert nicht nur die geistige und körperliche Gesundheit, sondern stärkt auch die Bindung zwischen Tier und Mensch. Tiere, die regelmäßig neuen Reizen ausgesetzt sind, neigen dazu, glücklicher, gesünder und ausgeglichener zu sein. Sie entwickeln weniger Verhaltensprobleme und sind insgesamt zufriedener mit ihrem Leben.

Abwechslung bedeutet nicht, dass man ständig neue und aufwendige Dinge tun muss. Oft reichen kleine Veränderungen, um das Leben eines Tieres zu bereichern. Der Schlüssel liegt darin, aufmerksam zu beobachten, was das Tier braucht und was ihm Freude bereitet. Indem man seinem Tier ein abwechslungsreiches Leben bietet, sorgt man dafür, dass es sein volles Potenzial entfalten kann und ein erfülltes, glückliches Leben führt.

Die Bedeutung von richtigem Equipment für das Wohlbefinden unserer Tiere

Das richtige Equipment spielt eine zentrale Rolle im Leben unserer Haustiere und hat einen erheblichen Einfluss auf ihr Wohlbefinden, ihre Gesundheit und ihr Verhalten. Ob Hund, Katze, Pferd oder ein anderes Tier – die Auswahl und der richtige Einsatz von Equipment können entscheidend dazu beitragen, dass sich unsere tierischen Begleiter wohlfühlen und gesund bleiben.

Zunächst einmal ist es wichtig zu verstehen, dass jedes Tier individuelle Bedürfnisse hat, die berücksichtigt werden müssen. Ein Hund benötigt zum Beispiel ein gut sitzendes Halsband oder Geschirr, das weder zu eng noch zu locker ist, um Verletzungen zu vermeiden und gleichzeitig den notwendigen Komfort zu bieten. Bei der Wahl des richtigen Halsbandes oder Geschirrs sollten Faktoren wie die Größe, das Gewicht und die Aktivität des Hundes berücksichtigt werden. Ein gut angepasstes Geschirr verteilt den Druck gleichmäßig auf den Körper und verhindert, dass sich der Hund verletzt, besonders wenn er dazu neigt, an der Leine zu ziehen.

Ähnlich verhält es sich mit der Ausrüstung für Pferde. Der Sattel ist eines der wichtigsten Ausrüstungsgegenstände für ein Pferd, und seine Passform ist entscheidend für das Wohlbefinden des Tieres. Ein schlecht sitzender Sattel kann zu schmerzhaften Druckstellen, Muskelverspannungen und langfristigen Gesundheitsschäden führen. Deshalb ist es unerlässlich, einen Sattel zu wählen, der genau auf die Anatomie des Pferdes abgestimmt ist. Regelmäßige Überprüfungen durch einen Sattler sollten zur Routine gehören, um sicherzustellen, dass der Sattel weiterhin gut passt, besonders wenn sich die Muskulatur des Pferdes verändert.

Auch die Auswahl des richtigen Zaumzeugs ist von großer Bedeutung. Ein gut sitzendes Zaumzeug sollte den Kopf des Pferdes nicht einengen oder an empfindlichen Stellen reiben. Besonders wichtig ist auch die richtige Auswahl des Gebisses. Es sollte dem Maul des Pferdes angepasst sein und darf keinen unnötigen Druck auf Zunge, Gaumen oder Laden ausüben. Alternativen wie gebisslose Zäumungen können für manche Pferde eine gute Wahl sein, wenn sie besser auf diese reagieren oder gesundheitliche Gründe dafür sprechen.

Für Katzen ist das richtige Equipment ebenfalls entscheidend, vor allem wenn es um ihre Sicherheit und ihren Komfort geht. Halsbänder für Katzen sollten mit einem Sicherheitsverschluss ausgestattet sein, der sich öffnet, wenn die Katze irgendwo hängen bleibt, um Strangulationen zu verhindern. Auch Kratzbäume und Schlafplätze sollten so gestaltet sein, dass sie den natürlichen Bedürfnissen der Katze entsprechen und genügend Stabilität bieten, um Unfälle zu vermeiden.

Darüber hinaus spielt die richtige Pflegeausrüstung eine wesentliche Rolle für das Wohlbefinden unserer Tiere. Bürsten, Kämme, Schermaschinen und Krallenschneider sollten nicht nur funktional sein, sondern auch so gestaltet, dass sie das Tier nicht verletzen oder stressen. Eine regelmäßige Pflege trägt nicht nur zur Gesundheit des Fells und der Haut bei, sondern stärkt auch die Bindung zwischen Mensch und Tier.

Bei allen Tieren gilt: Das Equipment muss regelmäßig überprüft und bei Bedarf ersetzt werden. Abnutzung, Materialermüdung oder Veränderungen im Körperbau des Tieres können dazu führen, dass zuvor passendes Equipment nicht mehr geeignet ist. Auch sollte darauf geachtet werden, dass das Material robust und gleichzeitig für das Tier angenehm ist. Billige Materialien können Allergien auslösen oder schneller verschleißen, was wiederum die Sicherheit des Tieres gefährden kann.

Ein weiterer Aspekt ist die Nutzung von technologischem Equipment, wie GPS-Tracker für Hunde oder Überwachungskameras für Haustiere. Diese Geräte können den Alltag erleichtern und zusätzliche Sicherheit bieten, insbesondere bei Tieren, die viel Freiraum haben oder gerne auf Entdeckungstour gehen. Allerdings sollte auch hier der Komfort des Tieres im Vordergrund stehen, und das Gerät sollte weder störend noch belastend sein.

Zusammenfassend lässt sich sagen, dass die Wahl des richtigen Equipments für unsere Tiere eine große Verantwortung darstellt. Es geht nicht nur darum, die besten Produkte zu kaufen, sondern auch darum, die individuellen Bedürfnisse des Tieres zu erkennen und sicherzustellen, dass das gewählte Equipment diesen Anforderungen gerecht wird. Richtig eingesetzt, kann es das Leben unserer tierischen Begleiter erheblich verbessern und dazu beitragen, dass sie gesund, glücklich und sicher sind.

Des Weiteren ist noch zu sagen, dass nicht alle Trends, die gerade modern sind, von jedem gehandhabt werden können oder von jedem Tier toleriert und akzeptiert werden.

Was ist dein Warum zu einem Pferd?

Hast du schon mal darüber nachgedacht, oder gibt es eine ganz klare Aussage dazu, bei der du keine Sekunde überlegen musst? Mein Warum ist eindeutig die Energie, die wir uns gegenseitig geben können, und das Wohlfühlen in der Nähe eines Pferdes. Meine Verbindung zu diesen Tieren ist tausendmal stärker als zu allen anderen. Die absolute Verbindung habe ich allerdings zu Lipizzanern; das kann man gar nicht so in Worte fassen. Natürlich liebe ich auch meinen Hund und meine Katze, doch die Verbindung mit meinem Pferd, in diesem Fall History, ist etwas ganz Besonderes.

Wir kennen uns noch nicht so lange und dürfen unsere Kommunikation noch etwas verbessern, da sie 17 Jahre lang nur an einem Ort verbracht hat und zuerst sozusagen den Rest der

Welt kennenlernen musste. Jetzt sind wir seit September zusammen und haben schon einige Fortschritte gemacht. Ich bin auf jeden Fall sehr froh, dass sie in mein Leben getreten ist, und so ganz unglücklich, glaube ich, ist sie auch nicht darüber. Hektik findet sie ganz furchtbar; das geht mir aber ganz genauso, und so haben wir auf jeden Fall die gleiche Wellenlänge.

Da jetzt auch die Koppelsaison begonnen hat, genießen wir die gemeinsame Zeit in der Natur noch viel mehr. Jeder hat natürlich verschiedene Beweggründe, sich mit einem Pferd zu verbinden, und im Laufe der Zeit entstehen dann unterschiedliche Beziehungen.

Was ist für dich das Wichtigste bei deinem Pferd?

- Gesundheit

- Aussehen

- Sportpartner

- Zuchtstute

- Energie, die ihr euch gegenseitig gebt

- Glückliche Mensch-Tier-Beziehung

Tierkommunikation in der Praxis

Tierkommunikation hilft, das Verhalten und die Bedürfnisse deines Tieres besser zu verstehen. Ein Beispiel ist ein Hund, der plötzlich Gewicht verliert und immer schlapper wird, obwohl er genügend frisst. Parasiten sind ausgeschlossen, regelmäßige Wurmkur und

Impfungen wurden gemacht, aber das Hautbild könnte schöner sein und Juckreiz tritt auf. Das Tier meidet seinen Lieblingsplatz im Wohnzimmer und ist plötzlich mies gelaunt. Es kann an der Fütterung, der Wasserqualität, Stress oder traumatischen Erlebnissen liegen.

So kannst du auch lernen, dein Tier besser zu verstehen. Wie oft hörst du auf dein Bauchgefühl?

Dein Pferd will schon gar nicht in den Hänger, aber du willst trotzdem zum Turnier fahren.

Du fühlst dich in deinem Haus nicht mehr wohl; irgendetwas stimmt hier nicht, was ständig neue gesundheitliche Themen mit sich bringt. Doch du nimmst es halt als gegeben hin, ob das jetzt bei dir ist oder auch bei deinem Tier.

Dein Hund will unbedingt ins Wasser, doch es ist eigentlich noch viel zu kalt. Na ja, einmal kurz wird es schon nicht so schlimm sein. Irrtum, wie sich am nächsten Tag zeigt.

In welcher Situation hast du dein Bauchgefühl ignoriert und es später bereut oder gedacht: „Ich wusste es schon vorher"? Auch das ist eine Facette der Tierkommunikation, und auch das Thema Sensibilität ist sehr wichtig.

Wir alle kennen Seifenblasen: Manchmal braucht man gefühlt nur hinzusehen, und schwups, sind sie kaputt – so sensibel reagieren sie. Genauso sensibel können auch unsere Tiere reagieren. Du kennst dein Tier ja am besten.

Wie sensibel ist es denn?

Viele Tiere reagieren völlig normal auf Medikamente, Homöopathie oder energetische Störfelder etc. Doch dann gibt es auch die anderen, die auf eine Hochpotenz so drastisch reagieren, dass es über zwei Monate zur Verstärkung der Symptome gekommen ist, statt zu einer

Verbesserung. Sie kratzen sich zu Tode und weisen Hautschäden auf, während ein Medikament zur Beruhigung genau das Gegenteil erreicht und das Tier noch aufgeregter reagiert. Sie wollen nicht mehr das Haus betreten, weil es dort ein Störfeld gibt, und so weiter. Diese Tiere finden dann den Weg zu mir, egal ob online oder offline. Das Schönste daran ist, dass es dann schnell zu einer Änderung kommt. Hast du so ein sensibles Tier?

Meine Arbeitskolleginnen

Meine Arbeitskolleginnen hatten Migräne, Magen-Darm-Probleme und Rückenschmerzen, und mein Hund hechelte stark und war sehr unruhig, was für ihn sehr untypisch war. Ich löste die negativen Energien im Raum auf, und sofort war der Hund wieder normal, und die Beschwerden meiner Kolleginnen wurden besser.

Katzen und negative Energien

Katzen, die plötzlich unsauber werden, können ebenfalls durch negative Energien beeinflusst sein. Es gibt viele Gründe, die zu Verhaltensänderungen führen können, und es ist wichtig, auch diese Aspekte zu berücksichtigen.

Beispiele für erfolgreiche Tierkommunikation

- Ein traumatisierter Hund aus einem Kriegsgebiet konnte durch Tierkommunikation wieder inneren Frieden finden und ruhig schlafen.

- Ein Kater, der von einer verstorbenen Tante geerbt wurde und sich nicht zeigen wollte, kam nach einem Gespräch wieder ins Haus und vertraute seiner neuen Besitzerin.

- Ein anderer Kater lief immer in das gegenüberliegende Haus und verprügelte eine der Katzen. Auf meine Nachfrage, warum er das tue, gab er zur Antwort: "Das ist mein Revier, und sie stört mich." Ich erklärte ihm, dass diese Katze auch gerne in Ruhe und Frieden leben möchte und ob es vielleicht möglich wäre, sein Revier nach der anderen Seite hin zu vergrößern. Seine Antwort: "Kein Problem." Seit diesem Tag hat er die Grundstücksgrenze des anderen Hauses nicht mehr überschritten, und die andere Katze braucht sich nicht mehr vor seinen Angriffen zu fürchten.

Welche Techniken der Tierkommunikation kann ich zu Hause anwenden?

Grundlegende Techniken und Übungen

Tierkommunikation ist eine faszinierende Fähigkeit, die jeder erlernen kann, um eine tiefere Verbindung zu seinem Tier aufzubauen. Zu Hause gibt es mehrere einfache Techniken, die du anwenden kannst, um den Dialog mit deinem Tier zu fördern und besser zu verstehen, was es dir mitteilen möchte.

- **Achtsames Beobachten**

   Eine der grundlegendsten Techniken der Tierkommunikation ist das achtsame Beobachten. Nimm dir regelmäßig Zeit, dein Tier genau zu beobachten – seine Körperhaltung, Mimik, Augenbewegungen und Geräusche. Tiere kommunizieren viel über ihre Körpersprache, und durch bewusstes Beobachten kannst du lernen, ihre Stimmungen, Bedürfnisse und Vorlieben besser zu erkennen. Achte darauf, wie dein Tier reagiert, wenn du es ansprichst oder ihm eine Frage stellst, auch wenn es keine verbale Antwort gibt.

- **Visualisieren**

Eine weitere Technik, die du zu Hause anwenden kannst, ist das Visualisieren. Dabei stellst du dir gedanklich vor, was du deinem Tier mitteilen möchtest, und sendest diese Bilder oder Gedanken an dein Tier. Tiere sind sehr empfänglich für visuelle Botschaften, da sie selbst oft in Bildern denken. Wenn du deinem Hund zum Beispiel mitteilen möchtest, dass ihr gleich spazieren geht, stelle dir in deinem Geist ein klares Bild von dem Spaziergang vor und projiziere es an dein Tier. Viele Tierhalter berichten, dass ihre Tiere auf solche visuellen Nachrichten überraschend gut reagieren.

- **Innere Fragen stellen**

Du kannst auch versuchen, deinem Tier innerlich Fragen zu stellen und auf die Antwort zu achten, die du intuitiv erhältst. Dies kann in Form von Gedanken, Bildern oder einem Gefühl geschehen. Setze dich ruhig hin, schließe die Augen und stelle deinem Tier eine einfache Frage wie „Möchtest du jetzt fressen?" oder „Wie fühlst du dich heute?" Lasse die Antwort in deinem Geist aufsteigen, ohne sie zu bewerten. Mit etwas Übung wirst du lernen, diese subtilen Antworten besser zu erkennen und zu interpretieren.

Diese einfachen Techniken der Tierkommunikation können zu Hause problemlos angewendet werden und helfen dir, die Beziehung zu deinem Tier zu vertiefen und besser auf seine Bedürfnisse einzugehen. Die Praxis erfordert Geduld und Offenheit, aber sie kann eine unglaublich bereichernde Erfahrung für dich und dein Tier sein.

Meditative Kommunikation mit Tieren

Meditative Kommunikation ist eine tiefere Form der Tierkommunikation, die es dir ermöglicht, eine direkte, intuitive Verbindung mit deinem Tier herzustellen. Diese Technik erfordert Ruhe, Konzentration und eine offene Haltung, um wirklich auf die subtile Ebene der Kommunikation zu gelangen, auf der Tiere häufig operieren. Durch die Integration von Meditation in den Prozess kannst du deine Gedanken beruhigen und dich auf eine tiefere, energetische Ebene begeben, um mit deinem Tier in Kontakt zu treten.

- **Vorbereitung auf die meditative Kommunikation**

  Bevor du mit der meditativen Kommunikation beginnst, ist es wichtig, eine ruhige Umgebung zu schaffen. Wähle einen Ort, an dem du und dein Tier ungestört seid. Setze oder lege dich bequem hin und schließe die Augen. Atme einige Male tief durch, um dich zu entspannen und deinen Geist zu klären. Lasse alle Ablenkungen und Sorgen des Alltags los und konzentriere dich vollständig auf den gegenwärtigen Moment. Diese Vorbereitung hilft dir, in einen meditativen Zustand zu gelangen, in dem du offener für die feinstofflichen Signale deines Tieres bist.

- **Verbindung herstellen**

  Nachdem du in einen entspannten, meditativen Zustand übergegangen bist, richte deine Aufmerksamkeit sanft auf dein Tier. Stelle dir vor, dass du über ein unsichtbares Band energetisch mit deinem Tier verbunden bist. Visualisiere dieses Band, wie es von deinem Herzen oder deinem Kopf zu deinem Tier führt. Versuche, dich in die Gefühlswelt deines Tieres hineinzuversetzen. Was könnte es gerade fühlen?

Was könnte es dir mitteilen wollen? Sei offen für jede Form von Kommunikation, sei es in Bildern, Gedanken, Gefühlen oder Eindrücken. Es ist wichtig, dass du diese Botschaften ohne Bewertung oder Zweifel annimmst.

- **Fragen stellen und Antworten empfangen**

  In diesem meditativen Zustand kannst du nun beginnen, deinem Tier Fragen zu stellen. Formuliere deine Fragen klar und ruhig in deinem Geist und warte auf die Antwort, die in irgendeiner Form zu dir kommen kann. Das könnte ein Bild, ein Wort, ein Gefühl oder einfach eine tiefe innere Gewissheit sein. Lasse die Antworten fließen, ohne sie zu analysieren. Die meditative Kommunikation ist eine Praxis des Vertrauens – in dich selbst und in die Verbindung, die du mit deinem Tier teilst.

Meditative Kommunikation erfordert Übung, aber sie kann eine kraftvolle Methode sein, um eine tiefere, spirituelle Verbindung zu deinem Tier herzustellen. Sie fördert nicht nur das Verständnis, sondern auch das Vertrauen und die Bindung zwischen dir und deinem Tier. Je öfter du diese Praxis anwendest, desto stärker wird die intuitive Kommunikation zwischen euch beiden.

Integration von Tierkommunikation in den Alltag

Die Integration von Tierkommunikation in den Alltag ist eine wertvolle Praxis, die die Beziehung zu deinem Tier erheblich vertiefen kann. Anstatt Tierkommunikation als etwas zu betrachten, das nur in speziellen Momenten oder während meditativer Sitzungen stattfindet, kannst du sie zu einem natürlichen Teil deines täglichen Lebens machen. Dies stärkt nicht nur das Band zwischen dir und deinem Tier, sondern fördert auch ein tieferes Verständnis und eine bessere Harmonie im Alltag.

- **Regelmäßige, bewusste Interaktion**

  Der erste Schritt zur Integration der Tierkommunikation in deinen Alltag besteht darin, regelmäßige, bewusste Interaktionen mit deinem Tier zu pflegen. Dies bedeutet, dass du dir jeden Tag bewusst Zeit nimmst, um dich auf dein Tier einzustellen und seine Bedürfnisse, Gefühle und Gedanken wahrzunehmen. Diese Interaktionen können während des Spaziergangs, beim Füttern oder während gemeinsamer Ruhephasen stattfinden. Achte darauf, was dein Tier dir in diesen Momenten mitteilt. Vielleicht zeigt es dir durch seine Körpersprache oder durch subtile Zeichen, was es braucht oder wie es sich fühlt. Indem du dir bewusst Zeit für diese Art von Kommunikation nimmst, baust du Vertrauen und Verständnis auf.

- **Einfache Fragen im Alltag**

  Du kannst die Tierkommunikation auch in alltägliche Entscheidungen einfließen lassen, indem du deinem Tier einfache Fragen stellst. Zum Beispiel: „Möchtest du heute einen langen Spaziergang machen oder lieber zu Hause bleiben?" oder „Welches Futter würdest du heute gerne haben?" Diese Fragen kannst du entweder laut oder in Gedanken stellen. Achte darauf, wie dein Tier darauf reagiert – sei es durch Bewegung, Blickkontakt oder eine spürbare Änderung in seiner Energie. Auch wenn dein Tier nicht in Worten antwortet, wirst du lernen, die subtilen Hinweise und Reaktionen zu interpretieren.

- **Beobachten und anpassen**

  Ein weiterer Aspekt der Integration von Tierkommunikation in den Alltag ist das bewusste Beobachten und Anpassen deines Verhaltens. Achte darauf, wie dein Tier auf verschiedene Situationen, Menschen oder Umgebungen reagiert. Wenn du merkst, dass es sich in bestimmten Situationen unwohl fühlt, passe dein Verhalten entsprechend an. Dies zeigt deinem Tier, dass du seine Bedürfnisse und Gefühle respektierst und darauf eingehst. Durch dieses aufmerksame Beobachten und Anpassen vertiefst du nicht nur die Kommunikation, sondern stärkst auch die Bindung zu deinem Tier.

Indem du Tierkommunikation in deinen Alltag integrierst, schaffst du eine tiefere, intuitivere Verbindung zu deinem Tier. Diese Praxis erfordert keine besonderen Fähigkeiten, sondern lediglich Achtsamkeit, Geduld und die Bereitschaft, deinem Tier zuzuhören und auf seine Bedürfnisse einzugehen. Je mehr du dies in deinen Alltag einfließen lässt, desto harmonischer und verständnisvoller wird eure Beziehung.

WIE OFT SOLLTE ICH TIERKOMMUNIKATION PRAKTIZIEREN, UM DIE BESTEN ERGEBNISSE ZU ERZIELEN?

Empfehlungen für die Häufigkeit und Dauer

Tierkommunikation ist eine wertvolle Methode, um die Beziehung zu deinem Tier zu vertiefen und ein besseres Verständnis für seine Bedürfnisse und Gefühle zu entwickeln. Um die besten Ergebnisse zu erzielen, ist es wichtig, die Tierkommunikation regelmäßig zu praktizieren. Dabei geht es nicht nur darum, feste Zeiten dafür einzuplanen, sondern auch darum, die Kommunikation zu einem natürlichen Bestandteil eures täglichen Lebens zu machen.

Tägliche Praxis

Am effektivsten ist es, Tierkommunikation täglich zu üben. Dies bedeutet nicht, dass du jeden Tag lange, intensive Sitzungen abhalten musst, sondern vielmehr, dass du regelmäßig kurze, bewusste Momente der Verbindung mit deinem Tier schaffst. Diese täglichen Interaktionen können während alltäglicher Aktivitäten wie Füttern, Spazierengehen oder Spielen stattfinden. Indem du dir täglich Zeit nimmst, dich auf dein Tier einzustellen und seine Signale bewusst wahrzunehmen, baust du eine stabile Grundlage für eine tiefe, intuitive Kommunikation auf.

Wöchentliche Vertiefung

Zusätzlich zur täglichen Praxis kann es sinnvoll sein, einmal pro Woche eine längere, intensivere Sitzung einzuplanen. Diese Zeit kannst du nutzen, um tiefer in die Kommunikation einzutauchen, beispielsweise durch meditative Techniken oder gezielte Fragestellungen.

Solche wöchentlichen Vertiefungen helfen dir, ein tieferes Verständnis für die emotionalen und energetischen Bedürfnisse deines Tieres zu entwickeln und eure Verbindung zu stärken.

Anpassung an die Bedürfnisse des Tieres

Flexibilität und Anpassung

Es ist wichtig zu beachten, dass jedes Tier individuell ist und daher unterschiedlich auf die Kommunikation reagiert. Manche Tiere benötigen mehr Zeit und Aufmerksamkeit, während andere eine weniger intensive Kommunikation bevorzugen. Achte darauf, wie dein Tier auf die Kommunikation reagiert, und passe die Häufigkeit und Intensität entsprechend an. Flexibilität ist der Schlüssel, um die besten Ergebnisse zu erzielen.

Zusammengefasst: Die besten Ergebnisse in der Tierkommunikation erzielst du durch eine Kombination aus täglicher Praxis, wöchentlicher Vertiefung und flexibler Anpassung an die Bedürfnisse deines Tieres. Indem du diese Praktiken kontinuierlich in euren Alltag integrierst, wirst du eine tiefere, vertrauensvollere Beziehung zu deinem Tier aufbauen.

Langfristige Vorteile und Pflege der Tierkommunikation

Die Tierkommunikation bietet langfristig weitreichende Vorteile, die nicht nur das Wohlbefinden deines Tieres, sondern auch die Beziehung zwischen dir und deinem tierischen Begleiter tiefgreifend verbessern können. Durch die kontinuierliche Praxis der Kommunikation wirst du immer sensibler für die Bedürfnisse, Wünsche und Emotionen deines Tieres. Dies führt zu einer besseren gegenseitigen Verständigung und kann viele Missverständnisse oder Verhaltensprobleme frühzeitig verhindern.

Ein zentraler Vorteil der Tierkommunikation ist die Stärkung der emotionalen Bindung. Indem du lernst, die subtilen Signale deines Tieres zu deuten und darauf zu reagieren, wird es sich verstanden und respektiert fühlen. Diese Art der Verbindung schafft Vertrauen und Sicherheit, was sich in einem harmonischen Zusammenleben widerspiegelt. Dein Tier wird entspannter, da es merkt, dass du seine Bedürfnisse wahrnimmst und darauf eingehst.

Langfristig ermöglicht die Tierkommunikation auch eine proaktive Gesundheitsvorsorge. Du wirst in der Lage sein, erste Anzeichen von Unwohlsein oder Stress frühzeitig zu erkennen, bevor sie sich zu größeren Problemen entwickeln. Dies kann dir helfen, schneller auf mögliche gesundheitliche Probleme zu reagieren und präventive Maßnahmen zu ergreifen. Die kontinuierliche Pflege dieser Kommunikation unterstützt nicht nur die körperliche, sondern auch die emotionale Gesundheit deines Tieres.

Um die Vorteile der Tierkommunikation langfristig zu erhalten, ist es wichtig, diese Fähigkeit regelmäßig zu üben und zu pflegen. Die Kommunikation mit deinem Tier sollte zu einem festen Bestandteil eures Alltags werden, sei es in ruhigen Momenten zu Hause oder in stressigen Situationen. Je mehr du dich darauf einlässt, desto intuitiver wird die Verbindung, und desto einfacher wird es, die Bedürfnisse deines Tieres zu verstehen. Langfristig führt dies zu einem tieferen Verständnis, einer engeren Bindung und einem erfüllteren Zusammenleben mit deinem Tier.

Erfahrungsberichte und Tipps

Welche Aufgabe hat dir dein Tier mitgebracht?

Ja, wir bekommen immer diesen Hund, diese Katze oder dieses Pferd, die uns etwas lehren sollen.

Baileys hatte die falsche Farbe und lebte im Stall. Von ihr durfte ich lernen, mit Angst und unbekannten Situationen umzugehen.

Paul war eine Mischung zwischen Schäferhund und Cocker Spaniel. Er wurde erst ausgesetzt, kam dann in eine Familie, die sich nicht um ihn kümmerte, sollte zu einer Mutter, die sechs Katzen hatte (und er war ein Katzenhasser), und schließlich ins Tierheim, wo er sich selbst verstümmelte. Von ihm durfte ich lernen, wie schnell sich Hund und Katze verstehen können.

Jenna war übrig, da in der neuen Wohnung nur Platz für einen Hund war. Von ihr, einer Golden-Retriever-Hündin, durfte ich Liebe und Geduld lernen.

Mein rumänisches Straßenkind Pucki lehrt mich gerade, ohne Worte zu kommunizieren, da er taub ist.

Ein konkretes Beispiel war das Pferd, das nach dem Urlaub plötzlich total verändert war.

Meine Kundin konnte sich nicht vorstellen, was die Ursache war. Zuerst betrachteten wir die negativen Energien, die definitiv vorhanden waren. Nachdem diese aufgelöst wurden, blieb trotzdem noch etwas übrig, das nicht sofort identifiziert werden konnte. Mit Tierkommunikation konnte ich dann herausfinden, dass die Reitbeteiligung „schlagende Argumente" hatte. Schon vor dem Urlaub hatte ich die Besitzerin darauf hingewiesen, ob diese Dame die richtige Wahl wäre. Sie war so verhärmt und verkniffen, dass ich keine Minute neben ihr stehen bleiben konnte. So negativ war die Energie, die sie ausstrahlte. Wie sollte es also dem Pferd gehen?

Einen Tag später hat die Stute der Besitzerin die Entscheidung abgenommen. Sie kam gar nicht mehr dazu, der Reitbeteiligung zu kündigen, denn das Pferd ging steigend auf sie zu, was sie dann zum Anlass nahm, sich von selbst zurückzuziehen.

Ein anderes Pferd wechselte zu einem neuen Besitzer, da sich die frühere Besitzerin scheiden ließ und das Pferd nicht mehr halten konnte. Sie war immer noch etwas reserviert im Umgang und machte einen betrübten Eindruck, außerdem war sie relativ dünn. Nachdem die Zähne gemacht und eine Wurmkur verabreicht wurde, änderte sich die Lage immer noch nicht. Erst durch die Tierkommunikation wurde klar, dass sie immer noch darauf wartete, von ihrer ehemaligen Besitzerin abgeholt zu werden. Nachdem das geklärt war, konnte sie auch wieder zunehmen.

KAPITEL 6: PRAKTISCHE ANWENDUNG DER ENERGIEARBEIT

GIBT ES SPEZIELLE ÜBUNGEN ZUR STRESSREDUKTION FÜR TIERE DURCH ENERGIEARBEIT?

Übungen zur Beruhigung und Entspannung

Das Wichtigste ist, das Tier gar nicht erst in Stresssituationen kommen zu lassen. Wenn du zum Beispiel mit deinem Hund mit einem Ball spielst, kennst du ihn genau und weißt, wann es genug ist, bevor er ein Stresslevel erreicht, bei dem er nicht mehr von selbst aufhören will. Das bedeutet, dass du den Ball vielleicht dreimal oder fünfmal wirfst und dann entscheidest, dass es für den Moment reicht und ihr später oder am nächsten Tag weiterspielt. Manche Hunde können 20 Mal den Ball holen und bleiben ruhig, andere geraten nach fünfmal schon in Aufregung. Es ist wichtig, zu erkennen, wie weit du deinen Hund belasten kannst, ohne dass er überdreht.

Dasselbe gilt natürlich für Katzen oder Pferde. Wenn du die Grenzen deines Tieres kennst und es nicht überforderst, musst du es erst gar nicht beruhigen – und falls doch, wird die Beruhigung viel schneller erfolgen.

Entspannungsübung für den Besitzer

Der Besitzer sollte in einer entspannten Haltung sein, was oft nicht der Fall ist. Eine einfache Atemübung hilft dabei:

- Atme langsam ein und spanne dabei so viele Muskeln wie möglich an (Gesicht, Arme, Hände, Schultern, Bauch, Gesäß, Beine, Füße).

- Halte die Luft kurz an.

- Atme dann langsam aus, während du alle Muskeln entspannst.

Wiederhole diese Übung fünfmal, um in einen entspannten Zustand zu gelangen.

Beruhigung des Tieres

Lege sanft deine Hand auf das Tier und versuche, dich mit dessen Körper zu verbinden. Durch deine Entspannung sinkt deine Hand allmählich tiefer in das Gewebe des Tieres ein, ohne Druck auszuüben. Es ist schwer zu beschreiben, wie sich das anfühlt – am besten probierst du es selbst aus. Es fühlt sich fast so an, als würde deine Hand mit dem Körper des Tieres verschmelzen. Dies ist für das Tier sehr angenehm und bietet ihm die Möglichkeit, sich zu entspannen.

Das wird natürlich nicht funktionieren, wenn das Tier bereits kurz vor dem "Explodieren" steht. Deshalb ist es wichtig, das Tier gar nicht erst so hochfahren zu lassen. Sollte es dennoch passieren, dass das Tier aufgeregt ist, kannst du als Besitzer zuerst selbst entspannen und dann, wenn möglich, mit dem Tier ein Stück spazieren gehen, beispielsweise in eine andere Richtung, wenn es sich um ein Zusammentreffen mit einem anderen Tier handelt, das nicht gut verlaufen ist. In akuten Situationen, wie etwa auf einer belebten Straße, ist es natürlich nicht sinnvoll, stehen zu bleiben, fünfmal tief durchzuatmen und die Hand auf das Tier zu legen. Aber du weißt, was gemeint ist: Diese Techniken sollten vor allem zu Hause angewendet werden. Im akuten Fall ist es am besten, der Situation aus dem Weg zu gehen. Wenn das nicht möglich ist, versuche, so schnell wie möglich aus der Situation herauszukommen.

Energiearbeit in stressigen Situationen: Eine wertvolle Unterstützung für dein Tier

Energiearbeit kann eine äußerst effektive Methode sein, um Tieren in stressigen Situationen zu helfen, Ruhe und Gelassenheit zu bewahren. Stress kann bei Tieren durch eine Vielzahl von Auslösern entstehen, wie etwa laute Geräusche, Veränderungen im Umfeld, Tierarztbesuche oder Begegnungen mit anderen Tieren. In solchen Momenten ist es entscheidend, dass du als Tierhalter in der Lage bist, deinem Tier schnell und effektiv zu helfen. Energiearbeit bietet hier eine sanfte und wirkungsvolle Unterstützung.

Langfristige Stressbewältigung

Deshalb ist es auch ganz wichtig, herauszufinden, wo der Stress herkommt:

- Ist es ein Stress mit dem Besitzer?

- Ist es ein Stress mit anderen Artgenossen?

- Ist es ein Stress mit Kindern?

- Ist es ein Stress, der von dem Haus oder dem Gebäude ausgeht?

Tiere reagieren nur so, wie wir es ihnen zeigen, da sie keinen anderen Bezugspunkt haben, an dem sie sich orientieren können. Wenn du Angst und Stress hast, wird selbst der ruhigste Hund und das ruhigste Pferd irgendwann Stress empfinden, weil sie dich als Vorbild sehen.

Praxisbeispiele

Ein Beispiel ist ein Pferd, das nicht mehr von der Koppel in den Stall wollte. Das erklärt sich zunächst dadurch, dass es auf der Wiese natürlich schöner ist als im Stall. Völlig klar. Aber dieses Tier hatte eine chronische Gesundheitsthematik und durfte nicht 24/7 auf der Koppel stehen; es musste also nach ein paar Stunden in die Box zurück. Es ging dann auch mit der Besitzerin mit, aber bei anderen Menschen führte es dazu, dass es wirklich „NEIN" gesagt hat. Es wollte einfach nicht hin. Der Besitzerin hatte es ja vertraut, also ging es mit ihr mit, aber bei einer Trainerin am Tag zuvor musste eine Trense dran glauben. Sie sagte mir auch, dass dieses Pferd nachts nicht mehr liegen konnte, um zu schlafen. Sie zeigte mir dann die Box. Diese war völlig in Ordnung, aber daneben war die Futterkammer, und ich konnte nicht einmal die Tür aufmachen und hineingehen, weil ich schon davor so schlecht geworden war. Es war mir vollkommen klar, dass dieses Pferd in dieser Box natürlich nicht ruhig schlafen konnte. Es ist ja auch kein Wunder, denn in eine Futterkammer gehen viele Menschen, und da gibt es natürlich viele Energien, die zutage treten und nicht immer die besten sind. Außerdem war es auch noch ganz auffällig, dass es einen penetranten, unangenehmen Geruch gab. So sagte ich der Besitzerin: „Na ja, es ist kein Wunder, dass das Pferd hier nicht schlafen kann. Ich werde heute Nacht einmal energetisch aufräumen, und dann soll sie mir bitte Bescheid sagen, was passiert ist." Am nächsten Tag berichtete sie mir, dass der Geruch sofort verschwunden sei und dass das Pferd viel zufriedener und ausgeglichener war. Es hatte sich auch hingelegt, und sie hatte seit langer Zeit wieder Mistflecken weggeputzt, die bei einem Schimmel sehr eindeutig zu sehen sind – ein Indiz, dass sich das Pferd wieder hingelegt hat. Das hatte es nämlich wochenlang nicht getan, und das ist auch ein großes Thema bei Pferden. Wenn sie sich nicht wirklich hinlegen können und dadurch entspannen können, kann es dazu führen, dass sie einfach umfallen. Man nennt das ab einem gewissen Grad auch Narkolepsie; sie fallen dann einfach in sich zusammen, weil sie sich nicht mehr auf den Beinen halten können und sich verletzen. Wie gesagt, auch hier war das Thema negative Energien.

Wie kann ich Heilsteine zur Unterstützung der Gesundheit meines Tieres einsetzen?

Heilsteine

Edelsteine faszinieren die Menschheit seit Jahrtausenden. Sie werden nicht nur wegen ihrer Schönheit und Seltenheit geschätzt, sondern auch wegen ihrer angeblichen energetischen Kräfte. Viele glauben, dass diese Kräfte auf Körper, Geist und Seele wirken können. Deshalb haben Edelsteine im Laufe der Geschichte immer wieder ihren Platz in der Heilkunde, Esoterik und spirituellen Praktiken gefunden. In diesem Kapitel werden wir die Grundlagen der Edelsteine und ihre möglichen Wirkungen beleuchten.

Edelsteine entstehen über Jahrmillionen durch natürliche Prozesse tief in der Erde. Dabei spielen Hitze, Druck und andere geologische Phänomene eine entscheidende Rolle. Die mineralische Zusammensetzung und die spezifischen Bedingungen, unter denen ein Edelstein entsteht, bestimmen nicht nur seine Farbe und Struktur, sondern – so wird angenommen – auch seine energetische Wirkung. Jeder Edelstein soll eine eigene, einzigartige Schwingung haben, die auf den Menschen und sein Umfeld Einfluss nehmen kann.

Viele Kulturen haben Edelsteinen spezifische Eigenschaften zugeschrieben. Zum Beispiel wurde dem Amethyst im antiken Griechenland nachgesagt, dass er vor Trunkenheit schütze – weshalb Weinbecher oft mit Amethyst verziert wurden. Der Türkis galt bei den indigenen Völkern Nordamerikas als Schutzstein, der den Träger vor Unheil bewahren sollte. In der traditionellen chinesischen Medizin werden Jade und andere Steine verwendet, um den Fluss der Lebensenergie „Qi" zu harmonisieren.

In der modernen Edelsteintherapie wird angenommen, dass Edelsteine durch ihre energetischen Schwingungen bestimmte Aspekte des Wohlbefindens fördern können. Diese

Schwingungen sollen Blockaden in den Energiezentren des Körpers, den sogenannten Chakren, lösen und so zur körperlichen und geistigen Heilung beitragen. Beispielsweise wird dem Rosenquarz nachgesagt, dass er das Herzchakra öffnet und somit Liebe und Mitgefühl fördert. Der schwarze Turmalin wird oft als Schutzstein verwendet, um negative Energien abzuwehren und den Geist zu klären.

WIE KANN ICH HEILSTEINE ZUR UNTERSTÜTZUNG DER GESUNDHEIT MEINES TIERES EINSETZEN?

Auswahl von Heilsteinen: So findest du den richtigen Stein für dein Tier

Die Auswahl des richtigen Heilsteins für dein Tier kann eine bedeutende Rolle in der energetischen Unterstützung seiner Gesundheit und seines Wohlbefindens spielen. Jeder Heilstein besitzt einzigartige energetische Eigenschaften, die auf verschiedene körperliche, emotionale und geistige Bedürfnisse abgestimmt sind. Daher ist es wichtig, den passenden Stein sorgfältig auszuwählen.

Zunächst solltest du dich fragen, welches Anliegen oder Problem du mit dem Heilstein unterstützen möchtest. Bei physischen Beschwerden wie Schmerzen oder Entzündungen könnte beispielsweise der Amethyst oder der Bernstein hilfreich sein, während der Rosenquarz für emotionale Balance und Liebe sorgt. Der Turmalin ist bekannt für seine schützenden Eigenschaften und kann bei stressbedingten Themen unterstützend wirken.

Es ist auch sinnvoll, die Persönlichkeit und die speziellen Bedürfnisse deines Tieres zu berücksichtigen. Ein ruhiges, ängstliches Tier könnte von einem beruhigenden Stein wie dem blauen Calcit profitieren, während ein aktives, verspieltes Tier vielleicht einen energetisierenden Stein wie den Citrin benötigt.

Letztlich spielt auch deine Intuition eine wichtige Rolle. Vertraue deinem Gefühl, wenn du einen Stein auswählst. Du kannst den Stein in die Nähe deines Tieres halten und beobachten, wie es reagiert - oft zeigt das Tier selbst, welcher Stein ihm guttut.

Die Anwendung von Edelsteinen kann auf vielfältige Weise erfolgen. Viele Menschen tragen sie als Schmuck, sei es als Kette, Armband oder Ring, um ihre Energie ständig in ihrer Nähe zu haben. Andere legen sie während der Meditation auf bestimmte Körperstellen, um die Wirkung zu intensivieren. Es gibt auch die Praxis, Edelsteine in Wasser einzulegen, um das Wasser energetisch aufzuladen und so über das Trinken die positiven Schwingungen aufzunehmen. Wichtig dabei ist jedoch, dass nicht jeder Stein für diese Methode geeignet ist, da manche Mineralien sich im Wasser auflösen oder giftig sein können.

Auch in Wohnräumen können Edelsteine eine Rolle spielen. Viele Menschen platzieren bestimmte Steine in ihren Häusern, um eine harmonische Atmosphäre zu schaffen. So wird beispielsweise der Bergkristall gerne verwendet, um Räume energetisch zu reinigen und Klarheit zu schaffen. Andere nutzen den Aventurin oder den Citrin, um Glück und Wohlstand ins Haus zu ziehen.

Es ist jedoch wichtig zu betonen, dass die Wirkungen von Edelsteinen nicht wissenschaftlich nachgewiesen sind und ihre Anwendung keinen Ersatz für medizinische Behandlungen darstellt. Vielmehr sollten sie als ergänzende Methode gesehen werden, die das allgemeine Wohlbefinden fördern kann. Wer sich für die Anwendung von Edelsteinen interessiert, sollte sich gut informieren und im Zweifel einen Experten zu Rate ziehen, um die für sich passenden Steine zu finden.

Zusammenfassend lässt sich sagen, dass Edelsteine weit mehr sind als nur schöne Schmuckstücke. Sie tragen seit jeher eine mystische Faszination in sich und werden in vielen Kulturen für ihre angeblichen Heilkräfte geschätzt. Ob als Schmuck, Heilmittel oder dekoratives Element – Edelsteine haben einen festen Platz in der menschlichen Kultur und Spiritualität. Ihre Anziehungskraft beruht auf der Hoffnung, dass sie mehr bieten können als nur ästhetischen Wert – nämlich eine positive Wirkung auf unser Leben und Wohlbefinden.

Hier gehe ich auf drei Edelsteine ein, die hauptsächlich mit negativen Schwingungen zu tun haben. Selbstverständlich gibt es noch unzählige weitere großartige Varianten, die in verschiedenen Gebieten sehr effektiv sind.

Dabei kommen sowohl praktische Tipps als auch Informationen über Reinigung und Pflege zur Sprache.

Turmalin: Der mächtige Schutzstein

Einführung

Der schwarze Turmalin ist wohl der bekannteste und auch der mächtigste Schutzstein. Er gilt als einer der kräftigsten Schutzsteine für unseren Körper und unsere Seele. Wünsche und Lebensziele sollen mit ihm in Erfüllung gehen, sofern man sein Selbstwertgefühl unter Kontrolle hat. Auch ich habe schon die Erfahrung gemacht, dass schwarzer Turmalin sehr gut wirkt, auch bei Tieren.

Anwendung und Wirkung

Der schwarze Turmalin kann in die Nähe des Schlafplatzes des Tieres gelegt oder beim Pferd an die Satteldecke genäht werden. Dieser Stein ist wirklich sehr mächtig und hat schon viele gute Dienste geleistet, sowohl bei Menschen als auch bei Tieren.

Reinigung und Aufladung

Der schwarze Turmalin muss regelmäßig gereinigt werden, mindestens einmal pro Woche unter fließendem Wasser. Zum Aufladen kann er entweder in die Sonne oder unter den Vollmond gelegt werden. Den schwarzen Turmalin trägt man auch am besten direkt auf der Haut als Armband oder Kettenanhänger unter der Kleidung. Bei ihm ist es besonders wichtig, den direkten Hautkontakt zu haben.

Chakren und energetische Balance

Der schwarze Turmalin wirkt reinigend und befreiend auf den Geist und die Seele. Er kann Stress abbauen und den Energiefluss klären. Auch bei Schwächezuständen kann er als Unterstützung dienen. Der Heilstein soll positive Gedanken verstärken und Gelassenheit schenken. Ihm wird auch nachgesagt, dass er Mangelerscheinungen beheben kann. Er soll den Stoffwechsel anregen, um Altlasten abzubauen, und kann schmerzlindernd wirken. Außerdem soll er das Immunsystem stärken und das körperliche Wohlbefinden positiv beeinflussen. Besonders das Stirnchakra wird durch den Turmalin unterstützt.

Calcit: Der Stein der Stabilität und Beruhigung

Einführung

Der blaue Calcit ist ein weiterer bedeutender Heilstein, der für seine beruhigenden und stabilisierenden Eigenschaften bekannt ist. Er verleiht Stabilität und wirkt beruhigend. Dieser Stein kann besonders effektiv sein, um Ängste zu lindern und das Selbstbewusstsein zu stärken, da er negative Schwingungen schnell vertreibt.

Anwendung und Wirkung

Der blaue Calcit kann neben dem Bett oder nahe am Körper getragen werden. Er wirkt beruhigend und schenkt innere Stabilität. Für Tiere kann der blaue Calcit in die Nähe ihres Schlafplatzes gelegt werden, um ihnen zu helfen, besser zu entspannen und Ängste abzubauen.

Reinigung und Aufladung

Der blaue Calcit sollte am besten unter direktem Mondlicht aufgeladen werden. Zur Reinigung kann er unter fließendem Wasser gereinigt werden. Diese regelmäßige Pflege sorgt dafür, dass der Stein seine volle Wirkung entfalten kann.

Chakren und energetische Balance

Der blaue Calcit wirkt besonders gut auf das Halschakra und das dritte Auge. Er fördert die geistige Entwicklung, unterstützt positives Denken, stärkt das Gedächtnis und steigert das Selbstbewusstsein in Bezug auf die eigenen Fähigkeiten. Zudem gibt er Kraft und Standhaftigkeit. Der Calcit sollte direkt am Körper getragen oder als Edelsteinwasser zur inneren und äußeren Anwendung genutzt werden.

Amethyst: Der Stein des emotionalen Schutzes

Einführung

Der Amethyst ist einer der bekanntesten und vielseitigsten Heilsteine, geschätzt für seine Fähigkeit, emotionalen Schutz zu bieten und positive Schwingungen zu fördern. Er wird seit Jahrhunderten in verschiedenen Kulturen für seine heilenden Eigenschaften verwendet und ist besonders effektiv, wenn es darum geht, negative Energien abzuwehren und Pessimismus in Optimismus zu verwandeln.

Anwendung und Wirkung

Der Amethyst ist besonders bekannt für seine beruhigenden Eigenschaften. Er hilft dabei, emotionalen Stress abzubauen und fördert inneren Frieden. Dieser Stein kann neben dem Bett platziert oder als Kette nahe am Körper getragen werden, um seine schützende Wirkung zu entfalten. Bei Tieren kann man den Amethyst in die Nähe ihres Schlafplatzes legen, um ihnen zu helfen, besser zu entspannen und Stress abzubauen.

Platzierung und Dekoration

Neben seiner heilenden Wirkung ist der Amethyst auch ein wunderschöner Stein, der als Dekoration in jedem Raum verwendet werden kann. Durch seine violette Farbe strahlt er eine beruhigende Energie aus und kann das Ambiente eines Raumes positiv beeinflussen. Der Amethyst muss nicht zwangsläufig am Körper getragen werden; seine Wirkung entfaltet sich auch, wenn er einfach in der Nähe des Schlafplatzes oder im Raum platziert wird.

Reinigung und Aufladung

Es ist wichtig, den Amethyst regelmäßig zu reinigen und aufzuladen, um seine volle Wirkung zu erhalten. Der Amethyst sollte ausschließlich im Mondlicht aufgeladen werden, da er im Sonnenlicht verblassen kann. Zur Reinigung kann der Stein unter fließendem Wasser gereinigt werden. Eine weitere Methode zur Entladung ist das Einlegen in ein Bad mit Hämatit-Steinen, die die negativen Energien aufnehmen.

Chakren und energetische Balance

Der Amethyst wirkt besonders auf das Kronenchakra, das Scheitelchakra und das Dritte Auge. Er unterstützt die geistige Klarheit, verbessert die Konzentrationsfähigkeit und schützt vor Albträumen. Der Amethyst hilft auch dabei, den Blutdruck zu stabilisieren, unabhängig davon, ob er zu hoch oder zu niedrig ist. Durch seine beruhigende Wirkung auf Herz und Nerven fördert der Amethyst eine tiefere und erholsamere Ruhe.

Anwendung bei Tieren

Der Amethyst kann bei Tieren verwendet werden, um emotionalen Stress abzubauen und ihre Schlafqualität zu verbessern. Wenn der Amethyst in der Nähe des Schlafplatzes eines Tieres platziert wird, kann er dazu beitragen, eine beruhigende und entspannende Umgebung zu schaffen. Beobachte die Reaktion deines Tieres, um sicherzustellen, dass der Amethyst gut angenommen wird und seine beruhigende Wirkung entfalten kann.

Fazit

Der Amethyst ist ein kraftvoller Heilstein, der durch seine Fähigkeit überzeugt, emotionalen Schutz zu bieten und positive Schwingungen zu fördern. Er hilft, Stress abzubauen, inneren Frieden zu finden und unterstützt die geistige Klarheit. Mit regelmäßiger Reinigung und Aufladung lässt sich sicherstellen, dass der Amethyst seine volle Wirkung entfaltet und das emotionale sowie mentale Wohlbefinden positiv beeinflusst. Ob als dekoratives Element im Raum oder als schützender Begleiter am Körper – der Amethyst ist ein wertvoller Helfer für die emotionale Balance.

WELCHE ROLLE SPIELEN ENERGIEPFLANZEN IN DER GANZHEITLICHEN GESUNDHEIT VON TIEREN?

Bedeutung und Anwendung von Energiepflanzen

Energiepflanzen sind Pflanzen, denen besondere energetische Eigenschaften zugeschrieben werden. Sie sollen nicht nur die Atmosphäre eines Raumes positiv beeinflussen, sondern auch das allgemeine Wohlbefinden der Menschen fördern, die sich in ihrer Nähe aufhalten. Diese Pflanzen haben in vielen Kulturen und Traditionen eine lange Geschichte und werden für ihre vielfältigen, oft subtilen Wirkungen geschätzt.

Das Konzept der Energiepflanzen basiert auf der Vorstellung, dass alle Lebewesen – und damit auch Pflanzen – eine eigene Energie ausstrahlen. Diese Energie kann, so wird angenommen, mit der Umgebung und den Menschen interagieren. Energiepflanzen sollen in der Lage sein, negative Energien in einem Raum zu absorbieren oder zu transformieren und dadurch ein harmonisches, ausgeglichenes Umfeld zu schaffen. In diesem Sinne werden sie oft als natürliche „Reiniger" oder „Heiler" betrachtet.

Der Einsatz von Energiepflanzen kann in vielen Bereichen des Lebens von Vorteil sein. Sie finden nicht nur in Wohnräumen, sondern auch in Arbeitsumgebungen, Schulen und sogar in medizinischen Einrichtungen Verwendung. Dort sollen sie dazu beitragen, Stress abzubauen, die Konzentration zu fördern und eine insgesamt positive Stimmung zu erzeugen. Menschen, die sich häufig in der Nähe von Energiepflanzen aufhalten, berichten oft von einem gesteigerten Wohlbefinden und einer tieferen Verbindung zur Natur.

Ein wichtiger Aspekt der Arbeit mit Energiepflanzen ist die Pflege und Achtsamkeit, die ihnen entgegengebracht wird. Es wird angenommen, dass die energetische Wirkung einer Pflanze umso stärker ist, je besser sie gepflegt wird. Regelmäßiges Gießen, Düngen und

Zurückschneiden sind dabei ebenso wichtig wie die bewusste Interaktion mit der Pflanze. Viele Menschen sprechen mit ihren Energiepflanzen oder meditieren in ihrer Nähe, um eine tiefere Verbindung herzustellen und die positive Energie der Pflanzen in ihr eigenes Leben zu integrieren.

Die Auswahl der richtigen Energiepflanzen hängt oft von den individuellen Bedürfnissen und Zielen ab. Während manche Menschen Pflanzen bevorzugen, die eine beruhigende Wirkung haben, suchen andere nach Pflanzen, die belebend wirken oder die Konzentration fördern. Auch die Platzierung der Pflanzen spielt eine Rolle: In der Nähe von Arbeitsplätzen aufgestellt, sollen sie die Produktivität steigern, während sie in Schlafzimmern eine ruhige, entspannende Atmosphäre schaffen können.

Energiepflanzen können auch in Kombination mit anderen Methoden der Raumgestaltung verwendet werden. In der Praxis des Feng Shui, einer alten chinesischen Lehre, werden Pflanzen strategisch eingesetzt, um den Energiefluss in einem Raum zu optimieren und positive Schwingungen zu fördern. Auch in der modernen Architektur und Innenraumgestaltung finden Energiepflanzen immer mehr Beachtung, da sie nicht nur ästhetisch ansprechend sind, sondern auch das Raumklima verbessern können.

Obwohl die energetische Wirkung von Pflanzen nicht wissenschaftlich nachgewiesen ist, schwören viele Menschen auf die positiven Effekte, die sie durch den Einsatz von Energiepflanzen erfahren haben. Diese Effekte können von einer verbesserten Luftqualität bis hin zu einem allgemeinen Gefühl der Ausgeglichenheit reichen. Es ist wichtig, die Wirkung von Energiepflanzen als Teil eines ganzheitlichen Ansatzes zu betrachten, der sowohl körperliche als auch geistige Gesundheit fördert.

In einer Welt, die oft von Hektik und Stress geprägt ist, bieten Energiepflanzen eine einfache und natürliche Möglichkeit, Ruhe und Balance zu finden. Sie erinnern uns daran, dass wir Teil der Natur sind und dass wir durch die Pflege und Wertschätzung unserer Umgebung auch unser eigenes Wohlbefinden fördern können. Energiepflanzen sind somit nicht nur dekorative Elemente, sondern auch kraftvolle Werkzeuge zur Schaffung eines harmonischen Lebensraums.

Einführung

In diesem Abschnitt gehe ich auf drei Energiepflanzen ein. Die erste, die wahrscheinlich jeder kennt und die schon bei unseren Großmüttern sehr beliebt war (zumindest bei meiner), ist die *Grünlilie*. Diese Pflanze fördert die gute Laune, gibt neuen Mut in scheinbar ausweglosen Situationen, bindet Gifte aus der Luft und ist dabei relativ anspruchslos.

Grünlilie

Bei der Verwendung der Grünlilie im Haushalt mit Tieren sollte man darauf achten, dass sie grundsätzlich als ungiftig gilt. Dennoch kann es bei Katzen zu Magen-Darm-Beschwerden wie Durchfall oder Erbrechen kommen, wenn sie größere Mengen der Pflanze verzehren. Solche Vorfälle sind allerdings selten, und mir ist bisher kein Fall bekannt, bei dem eine Katze größere Mengen davon gefressen hat. Die Samen der Grünlilie sind die Hauptquelle für mögliche Beschwerden. Um sicherzugehen, kann man die Pflanze auch in eine Blumenampel hängen, wodurch sie für Haustiere schwer erreichbar ist und das Risiko minimiert wird.

Integration in den Alltag des Tieres

Bei Pflanzen unterscheidet man zwischen Energiepflanzen, die den Raum energetisieren, und der Phytotherapie. Unter Phytotherapie versteht man die Pflanzenheilkunde, bei der nachweislich wirksame Medikamente aus Pflanzenextrakten hergestellt werden. Die Wirkung der Energiepflanzen entfaltet sich hingegen durch ihre bloße Präsenz im Raum, indem sie durch ihre energetische Ausstrahlung das Umfeld positiv beeinflussen.

Giftige Pflanzen für Katzen

Hier noch eine kleine Aufzählung von Pflanzen, die für Katzen giftig sein können. Katzen sind ja doch etwas empfindlicher als Hunde. Dies ist natürlich keine vollständige Aufzählung, ich habe mich einfach nur auf ein paar bekanntere Pflanzen spezialisiert.

- Aloe-Arten
- Alpenveilchen
- Amaryllis
- Azaleen
- Begonien
- Buxbaum
- Nesseln
- Calla
- Clivie
- Dieffenbachie

- Einblatt

- Engelstrompete

- Fingerhut

- Flamingoblume

- Fleißiges Lieschen

- Orchideen

- Geranien

- Krokus

- Misteln

- Narzissen

- Oleander

- Osterglocke

- Passionsblume

- Schwertlilien

- Tulpen

- Usambaraveilchen

- Weihnachtsstern

- Zimmerahorn

- Zimmeraralie

- Zimmerlinde

Im Normalfall ist zu sagen, dass Katzen nicht freiwillig an den Pflanzen knabbern. Aus Langeweile können sie das aber schon einmal tun. Ich hatte zum Beispiel eine Clivie, und als meine Katze klein war, fand sie es ganz toll, die Blüten einfach abzuzupfen, wenn die Pflanze blühte. Reinbeißen war allerdings nie ein Thema.

Ungiftige Pflanzen für Katzen

Die folgenden Pflanzen sind für Katzen unbedenklich und dürfen angeknabbert werden:

- Grüne Lilie (abgesehen von den Samen)

- Zimmerbambus

- Getreide (Weizen, Hafer, Roggen, Gerste, Hirse)

- Geldbaum

- Zimmertanne

- Zitronenbaum

- Hibiskus

- Zimmerjasmin

- Weihnachtskaktus

- Verschiedene Küchenkräuter (Thymian, Minze, Salbei, Lavendel, Basilikum, Kamille)

Zitronenbaum

Der Zitronenbaum ist eine echte "Gute-Laune-Pflanze". Er steigert die Konzentration und verströmt einen wunderbar frischen Duft. Seine Blüten und Früchte können die Stimmung heben. Allerdings benötigt er etwas mehr Pflege und Aufmerksamkeit.

Bergpalme

Auch die Bergpalme ist ungiftig. Sie verbessert das Raumklima, stärkt das Selbstbewusstsein und gedeiht auch im Halbschatten. Diese Zimmerpflanzen, abgesehen von den giftigen, tragen einfach dazu bei, das Raumklima zu verbessern und negative Energien zu absorbieren. Die Tiere sollten die Pflanzen natürlich nicht fressen, da sie lediglich im Raum stehen, um eine harmonische Atmosphäre zu schaffen.

Energiepflanzen und Kombination mit anderen Heilmethoden

Energiepflanzen können hervorragend mit anderen Heilmethoden kombiniert werden, um das gewünschte Ergebnis zu unterstützen und zu ergänzen. Bereits beim Betreten eines Raums mit einer Energiepflanze spürt man oft ein anderes, positiveres Gefühl, als wenn Pflanzen vorhanden sind, die das Gegenteil bewirken. Giftige Pflanzen und Trockenblumen, ebenso wie künstliche Blumen, können eher negative Energien ausstrahlen.

Praxisbeispiel

Ich war einmal in einem Hotel, wo im Frühstücksraum schwarze, getrocknete Rosen auf den Tischen standen. Es war unmöglich, dort zu essen, weil die Energie in diesem Raum düster und bedrückend war – toter als tote Blumen geht es fast nicht. Pflanzen können auch negative Energie anziehen. Dazu gehören auch Nelken. Es ist kein Problem, Nelken im Garten zu haben, aber sie sollten nicht ins Haus gebracht werden.

Wie kann ich die emotionale Bindung zu meinem Tier durch Energiearbeit stärken?

Techniken und Methoden zur Vertiefung der Bindung

Die emotionale Bindung zu meinem Tier durch Energiearbeit zu stärken, habe ich bereits teilweise in den Übungen zur Stressreduktion erklärt. Die Technik dahinter ist einfach zu erklären: Dein Tier muss dich immer interessanter finden als alles, was um es herum in der Außenwelt passiert. Wenn diese Bindung zum Menschen vorhanden ist, wird es auch keine Probleme in der Beziehung zwischen Mensch und Tier geben. Das kann man schon im Welpenalter üben, zum Beispiel indem man den Rückruf trainiert. Zu Beginn vielleicht über eine Distanz von nur zwei Metern. Dabei hält eine Person den Hund fest, während die andere ihn ruft. Der Rufende sollte dann so viel Begeisterung zeigen, dass der Hund von klein auf lernt: „Hier ist Action, hier ist es interessant. Wie schön ist es, zu meinem Besitzer zurückzukehren!"

Für diese Übung ist keine energetische Arbeit nötig.

Natürlich gibt es auch Fälle, in denen Tiere aufgrund von negativen Energien eine Wesensveränderung durchmachen. Diese Veränderung kann dazu führen, dass das Tier plötzlich nicht mehr so reagiert, wie es früher war. Ein Hund mit Jagdtrieb hat diesen jedoch von

Geburt an, und hier haben negative Energien wahrscheinlich wenig Einfluss. Bisher habe ich noch keinen Fall gehört oder selbst erlebt, in dem dieser Trieb plötzlich durch Störfelder ausgelöst wurde, die vorher nicht vorhanden waren. Es kommt immer auf die Situation an, aber negative Energien als Auslöser für Jagdtrieb würde ich zu 100% ausschließen.

Wenn es jedoch nicht nur den Jagdtrieb betrifft, sondern sich das ganze Wesen des Tieres von einem ausgeglichenen, lieben und ruhigen Tier ins Gegenteil verändert, könnte das natürlich anders aussehen.

Die Bindung zu meinem Tier kann ich außerdem durch gemeinsames Spielen stärken. Denksportaufgaben oder Suchspiele für den Hund sind sehr wertvoll. Wichtig ist vor allem, dass der Hund konsequente Regeln, respektvollen Umgang, gemeinsame Erfolgserlebnisse und Sicherheit

Praktische Übungen und Anwendungen

Gemeinsames Spielen fördert die Bindung zwischen Mensch und Hund. Dadurch verbringt man viel und intensive Zeit mit seinem Hund, der daran zusätzlich großen Spaß hat. Positive Erlebnisse schweißen einfach zusammen. Hat dein Hund hingegen wenige oder keine solchen Erlebnisse mit dir, wird er merken, dass er ohne dich mehr Spaß haben kann und außerdem versuchen, seinen eigenen Willen durchzusetzen.

Oft reicht eigentlich schon das Toben ohne Spielzeug, und dann ist der Kontakt zu deinem Hund noch enger.

Hunde – und nicht nur Hunde, sondern auch andere Tiere – brauchen Klarheit, Regeln und Konsequenz. Das schafft für den Hund Sicherheit und Vertrauen. Wenn er einmal „Sitz" machen soll und die nächsten drei Tage nicht, und dann nach dem Motto „Sitz, Platz oder mach, was du willst" erzogen wird, wird es nicht funktionieren. Die Kommandos, der Tonfall und die Körpersprache sollten immer gleich sein, sonst verwirrt das den Hund. Auch darf man Respekt und Achtung – also die Wertschätzung des Lebewesens – voraussetzen und damit auch das Respektieren seiner Bedürfnisse. Das richtige Maß zwischen Aktivität und Ruhe zu finden, ist ebenfalls eine sehr wichtige Aufgabe.

Eine Unterforderung könnte vorliegen, wenn du zum Beispiel deinen Hund nur in den Garten lässt und täglich denselben Weg spazieren gehst, ihn nicht alters- oder rassegerecht beschäftigst, geistig oder körperlich, oder er nicht zurückkommt, wenn du ihn von der Leine lässt. Das kann zu folgenden Ergebnissen führen: Zerstörungswut, Lethargie, Herumstreunen zur Selbstbeschäftigung, forderndes Verhalten und im schlimmsten Fall zur Autoaggression. Das bedeutet, sich selbst zu verletzen, beispielsweise durch übertriebenes und exzessives Lecken, falls es keine gesundheitlichen Gründe dafür gibt.

Fallstudien und Erfahrungsberichte

Wenn zum Beispiel ein frisch operierter Riesenschnauzer mit Ellenbogendysplasie, der gerade Physiotherapie bekommt, vier Wochen später trotzdem noch zu einem Rettungshunde-Lehrgang angemeldet wird, weil es ja bisher alles so gut geklappt hat, ist das definitiv eine Überforderung. Zumal es zu Hause auch Spiegelparkett gibt und der Hund den ganzen Tag auf glatten Böden läuft. Die Konsequenz ist, dass der Hund wieder anfängt zu lahmen. Deshalb ist es bei Tieren genauso wie bei Menschen: Ich muss meine Grenzen kennen, und ich muss die Grenzen des Tieres kennen. In welcher Situation und in welchem Maß kann ich das Tier belasten, und wann ist es überfordert oder unterfordert? Wann ist es nur noch gelangweilt, und wann verliert es das Interesse, sich überhaupt zu bewegen – außer, wenn es etwas zu fressen gibt?

Fazit

Der Weg zu einer harmonischen und gesunden Beziehung zu deinem Tier hat viele Facetten. Energetische Blockaden sind dabei nur ein Baustein. Wenn diese aufgelöst sind und die Beziehung vorher schon problematisch war, wird sie sich nicht plötzlich durch ein Fingerschnippen völlig ins Gegenteil verkehren. Das solltest du unbedingt berücksichtigen.

Langfristige Pflege der Beziehung

Die Beziehung zwischen Mensch und Tier ist einzigartig und wertvoll. Sie erfordert kontinuierliche Aufmerksamkeit und Pflege, um langfristig harmonisch und erfüllend zu bleiben. Im Zentrum dieser Pflege stehen gegenseitiges Vertrauen und Verständnis, das sich im Laufe der Zeit entwickelt und vertieft. Durch regelmäßige Interaktion und aufmerksame Fürsorge kannst du sicherstellen, dass sich dein tierischer Begleiter sicher, geliebt und wertgeschätzt fühlt.

Ein wichtiger Aspekt der langfristigen Beziehungspflege ist die Schaffung stabiler Routinen. Tiere fühlen sich in einem sicheren, vorhersehbaren Umfeld wohl, und feste Rituale wie regelmäßige Spaziergänge, Fütterungszeiten und Spieleinheiten fördern ein Gefühl von Sicherheit und Beständigkeit. Gleichzeitig solltest du flexibel genug sein, um auf die individuellen Bedürfnisse deines Tieres einzugehen und Veränderungen zu erkennen, die auf neue Bedürfnisse oder gesundheitliche Veränderungen hinweisen.

Die Kommunikation spielt eine zentrale Rolle bei der langfristigen Pflege der Beziehung. Regelmäßige Tierkommunikation – sei es verbal oder durch Körpersprache – stärkt das gegenseitige Verständnis. Indem du aufmerksam beobachtest, wie dein Tier auf verschiedene Situationen reagiert, lernst du, seine Bedürfnisse und Gefühle besser zu verstehen. Dies führt zu einer tieferen Bindung und verhindert Missverständnisse, die zu Stress oder Verhaltensproblemen führen können.

Ein weiterer Schlüssel zur Beziehungspflege ist die regelmäßige Zeit für gemeinsame Aktivitäten. Gemeinsames Spielen, Lernen und Entdecken stärkt die Bindung und schafft positive Erinnerungen. Diese Erlebnisse vertiefen das Vertrauen deines Tieres in dich, da es spürt, dass du seine Zeit und Zuneigung schätzt. Auch Körperkontakt, wie Streicheln oder sanftes Berühren, trägt dazu bei, die emotionale Nähe aufrechtzuerhalten.

Langfristige Pflege bedeutet auch, die Gesundheit deines Tieres im Auge zu behalten. Regelmäßige tierärztliche Kontrollen, eine ausgewogene Ernährung und ausreichend Bewegung sind grundlegende Faktoren, die zur physischen und emotionalen Gesundheit beitragen. Indem du diese Aspekte kontinuierlich pflegst und mit achtsamer Kommunikation verbindest, schaffst du die Grundlage für eine erfüllte, langfristige und harmonische Beziehung zwischen dir und deinem Tier.

Wie lange dauert es normalerweise, bis man Verbesserungen durch Energiearbeit sieht ?

Zeitrahmen und Erwartungen

Normalerweise dauert eine Sitzung etwa 10 Minuten. Man darf natürlich nicht zu viel verlangen. Es kommt immer darauf an, ob es sich um einen akuten Fall handelt oder ob die Beschwerden bereits seit Jahrhunderten bestehen oder chronischer Natur sind. Da ich die Clearings immer über Nacht laufen lasse – insbesondere bei akuten Fällen wie Migräne oder Rückenschmerzen –, kann es durchaus vorkommen, dass nach der Anwendung eines Körperprozesses der Spuk nach einer halben Stunde vorbei ist und nicht wiederkehrt. Bei chronischen Beschwerden hingegen kann es sein, dass die Behandlung wiederholt werden muss oder es länger dauert, bis sich die gewünschten Ergebnisse zeigen.

Am besten geht man ohne Erwartungen in eine solche Sitzung, denn so ist der Erfolg oft noch größer, als wenn man sich selbst durch Erwartungen blockiert. Faktoren, die den Selbstheilungsprozess beeinflussen, sind natürlich auch, wenn man weiterhin Dinge tut, die man vermeiden sollte. Wenn man sich überfordert oder durch irgendwelche Suchtmittel – seien es Tabletten, Alkohol, Zigaretten, Zucker oder ähnliches – verhindert, dass die energetischen Prozesse ablaufen können, hat das einen negativen Einfluss auf die energetische Arbeit. Je weniger man mit solchen Substanzen zu tun hat, desto schneller stellt sich der Erfolg ein, da diese Drogen den Energiefluss blockieren. Zudem kann es vorkommen, dass sich die eine oder andere Wesenheit versteckt und erst später bereit ist zu gehen.

Als Langzeitbeobachtung kann man sagen, dass Menschen, die unvoreingenommen und offen für diese Behandlung sind, größeren Erfolg haben als Zweifler, die es dann trotzdem einmal ausprobieren möchten. Es ist auf jeden Fall von Vorteil, einmal eine energetische Reinigung durchzuführen – sowohl im Haus als auch bei Mensch oder Tier – und dann vielleicht zweimal im Jahr eine Auffrischung oder Nachkontrolle zu machen, um festzustellen, ob es noch Störfelder gibt oder nicht. Das ist in der Regel das, was am effektivsten ist und den meisten Erfolg verspricht.

Faktoren, die den Heilungsprozess beeinflussen.

Der Heilungsprozess eines Tieres kann von einer Vielzahl von Faktoren beeinflusst werden. Einer der wichtigsten Faktoren ist die Gesundheit und das Alter des Tieres. Jüngere Tiere mit einem starken Immunsystem reagieren in der Regel schneller auf Behandlungen und

Energiearbeit, während ältere Tiere möglicherweise mehr Zeit benötigen, um positive Veränderungen zu zeigen. Chronische Erkrankungen oder langanhaltende Beschwerden können den Heilungsprozess ebenfalls verlangsamen, da der Körper bereits stark belastet ist.

Ein weiterer entscheidender Faktor ist die Art und Schwere der Erkrankung. Akute Beschwerden, wie leichte Verletzungen oder vorübergehende Stresssituationen, können oft schneller gelindert werden als chronische oder tiefsitzende Probleme, die über einen längeren Zeitraum hinweg behandelt werden müssen. Auch die Medikamenteneinnahme spielt eine Rolle: Medikamente können einerseits die Heilung unterstützen, andererseits aber auch die energetische Arbeit beeinflussen, indem sie den Energiefluss im Körper stören oder blockieren.

Die Umgebung des Tieres ist ebenfalls von großer Bedeutung. Ein ruhiges, stressfreies Umfeld unterstützt den Heilungsprozess und hilft dem Tier, sich zu entspannen und die Selbstheilungskräfte zu aktivieren. Negative Energien im Wohnbereich, etwa durch belastende Umgebungen oder energetische Störfelder, können den Heilungsprozess hingegen behindern und sollten daher nach Möglichkeit beseitigt werden.

Schließlich ist auch die emotionale Bindung zwischen Tier und Halter ein wesentlicher Faktor. Tiere nehmen die Stimmung und das Wohlbefinden ihrer Besitzer stark wahr. Ein ausgeglichener, ruhiger und unterstützender Besitzer kann dem Tier helfen, sich sicher und geborgen zu fühlen, was den Heilungsprozess positiv beeinflusst. Umgekehrt kann Stress oder Anspannung des Halters auf das Tier übertragen werden und den Heilungsprozess verlangsamen.

Insgesamt zeigt sich, dass eine ganzheitliche Betrachtung und ein harmonisches Umfeld entscheidend für den Erfolg des Heilungsprozesses sind.

Praxisbeispiele und Erfahrungsberichte

Eines meiner ersten Hausclearings in der Schweiz war auf einem Schloss. Die Besitzerin hatte auch zwei Pferde in einem Pensionsstall. Diese waren plötzlich öfter krank, was bisher nie der Fall gewesen war. Außerdem war die Stimmung immer explosiv, da die Einsteller laufend wechselten, weil sie nicht mit dem Verpächter zufrieden waren. Die momentane Lage war sehr angespannt, und es war keine Lösung des Themas in Sicht. Also weitete ich das Clearing auch auf den Stall aus. Drei Monate später meldete sie sich wieder bei mir und berichtete, dass ein Einsteller die Anlage übernommen hatte und fortan alle glücklich und zufrieden waren und die Pferde wieder gesund waren. Ein Beweis dafür, dass energetische Arbeit sozusagen die Tür zur Veränderung aufstößt und sich dann weiterentwickeln kann.

Der nächste Fall betraf zwei Katzen, die sich plötzlich nicht mehr verstanden, obwohl sie schon jahrelang zusammengelebt hatten. Es gab negative Energien aufzulösen, die die Besitzerin von ihrer Arbeit in einer onkologischen Praxis mit nach Hause gebracht hatte. Mit Hilfe von Körperprozessen gelang es den beiden, wieder eine harmonische Beziehung zu führen.

Langzeitbeobachtungen

Langzeitbeobachtungen sind essenziell, um die Wirksamkeit von Energiearbeit bei Tieren zu bewerten und den Heilungsprozess umfassend zu verstehen. Während kurzfristige Verbesserungen oft schnell sichtbar sind, zeigen sich tiefergehende und dauerhafte Veränderungen meist erst über einen längeren Zeitraum. Dies ist besonders wichtig bei chronischen Erkrankungen oder Verhaltensstörungen, die über Jahre hinweg entstanden sind.

Eine regelmäßige Beobachtung des Tieres über mehrere Wochen oder Monate hinweg ermöglicht es, subtile Veränderungen im Verhalten, der Gesundheit und dem allgemeinen Wohlbefinden zu erkennen. Beispielsweise können regelmäßige energetische Behandlungen dazu führen, dass sich das Tier nach und nach entspannter verhält, weniger stressanfällig ist oder sich körperliche Symptome wie chronische Schmerzen allmählich lindern.

Langzeitbeobachtungen helfen auch dabei, Rückfälle zu verhindern, indem sie rechtzeitig auf kleine Anzeichen von Stress oder energetischen Blockaden hinweisen, die erneut auftreten könnten. Durch kontinuierliches Monitoring können diese frühzeitig behandelt werden, bevor sie zu größeren Problemen führen.

Zusammenfassend bieten Langzeitbeobachtungen eine tiefere Einsicht in den Heilungsprozess, fördern eine nachhaltige Genesung und tragen dazu bei, das Wohlbefinden des Tieres langfristig zu sichern.

Gibt es Risiken oder Nebenwirkungen bei der Anwendung von Energiearbeit mit Tieren?

Risiken oder Nebenwirkungen gibt es bei der Energiearbeit mit Tieren eigentlich nicht. Man kann das so sehen wie bei der Anwendung von homöopathischen Mitteln. Es kann eine „Erstverschlimmerung" geben, die aber normalerweise nur sehr kurz anhält. Ich hatte es einmal bei einem Hund, das war aber auch das einzige Mal bisher, der schon sozusagen nicht im besten Zustand war und zwar nach einer OP. Es war an einem Feiertag, es war kein Tierarzt zu erreichen, und ich durfte diesem Hund helfen, der aber wirklich sehr krank war und bereits diverse OPs hinter sich hatte. Da ist es passiert, dass es ihm in dieser Nacht wirklich richtig schlecht ging, weil er mit ganz vielen Energien und Störfeldern zu tun hatte, die sich dann aufgelöst haben. Danach war auf jeden Fall eine wesentliche Verbesserung zu sehen. Auch wenn er im Nachhinein dann doch gestorben ist, hat ihm diese energetische Arbeit noch ein paar gute Tage mit seiner Besitzerin beschert, und das war wirklich der einzige Fall, wo es drastische Folgen für diese eine Nacht gab.

Risiken gibt es, wie gesagt, nur in Bezug auf trächtige Tiere, schwangere Frauen, Menschen mit Herzschrittmachern oder irgendwelchen Implantaten. Dort wird keine energetische Arbeit ausgeführt. Ansonsten gibt es keine Nebenwirkungen. Bisher ist mir darüber nichts bekannt oder passiert.

Gibt es Risiken oder Nebenwirkungen bei der Anwendung von Energiearbeit bei Tieren?

Umgang mit möglichen Nebenwirkungen

Der Umgang mit möglichen Nebenwirkungen bei der Anwendung von Energiearbeit ist ein wichtiger Aspekt, um das Wohlbefinden deines Tieres zu gewährleisten. Auch wenn Energiearbeit im Allgemeinen als sanft und nebenwirkungsarm gilt, können in einigen Fällen Reaktionen auftreten, die als Erstverschlimmerung bekannt sind. Dies bedeutet, dass sich die Symptome kurzzeitig verschlimmern können, bevor eine Besserung eintritt. Diese Reaktionen sind oft ein Zeichen dafür, dass der Körper beginnt, auf die energetischen Impulse zu reagieren und sich neu auszurichten.

Es ist wichtig, diese möglichen Nebenwirkungen nicht zu übersehen oder falsch zu interpretieren. Wenn du bemerkst, dass dein Tier nach einer energetischen Behandlung ungewöhnlich reagiert, z.B. durch vermehrte Unruhe, Müdigkeit oder Veränderungen im Verhalten, ist es ratsam, Ruhe zu bewahren und dem Tier Zeit zu geben, sich an die neuen energetischen Zustände anzupassen. In den meisten Fällen klingen diese Reaktionen von selbst ab.

Sollte sich der Zustand deines Tieres jedoch verschlechtern oder die Symptome länger anhalten, ist es wichtig, den Energiearbeiter oder gegebenenfalls einen Tierarzt zu konsultieren. Eine enge Beobachtung und offene Kommunikation mit dem Therapeuten helfen, den Prozess sicher und effektiv zu gestalten.

Praxisbeispiele und Erfahrungsberichte

Wie bereits zuvor beschrieben, ist mir in meiner Praxis bisher nur ein Fall bekannt geworden, in dem ein Tier eine Nacht lang heftig auf die Energiearbeit reagiert hat. Sonst gab es keine derartigen Vorkommnisse.

Wie integriere ich energetische Arbeit im täglichen Umgang mit meinem Tier?

Energetische Arbeit kann eine wunderbare Ergänzung zum täglichen Umgang mit deinem Tier sein, um sein Wohlbefinden zu fördern und die Bindung zwischen euch zu stärken. Die Integration dieser Praktiken in den Alltag erfordert keine besonderen Vorkenntnisse oder komplexen Rituale, sondern lediglich Achtsamkeit und die Bereitschaft, regelmäßig mit deinem Tier auf einer energetischen Ebene zu arbeiten.

Tipps und Strategien für die tägliche Praxis

Tägliche Achtsamkeit und Beobachtung

Der erste Schritt zur Integration energetischer Arbeit besteht darin, achtsam zu sein und dein Tier aufmerksam zu beobachten. Tiere senden uns ständig Signale über ihren körperlichen und emotionalen Zustand. Indem du lernst, diese Signale zu erkennen, kannst du frühzeitig eingreifen, wenn es deinem Tier nicht gut geht. Achte auf subtile Veränderungen im Verhalten, in der Körperhaltung oder im Energielevel deines Tieres. Diese Beobachtungen können dir helfen, energetische Blockaden oder Stresssymptome rechtzeitig zu erkennen und entsprechend zu reagieren.

Sanfte energetische Übungen

Eine einfache Möglichkeit, energetische Arbeit in den Alltag zu integrieren, sind sanfte Berührungen und Übungen, die du täglich mit deinem Tier durchführen kannst. Eine beliebte Methode ist das Streichen der Energiepunkte am Körper deines Tieres. Beginne damit, deine Hände sanft auf den Kopf oder die Schultern deines Tieres zu legen und atme tief ein und aus. Visualisiere, wie positive Energie durch deine Hände in den Körper deines Tieres fließt und alle Blockaden löst. Du kannst dabei auch Affirmationen oder beruhigende Worte sprechen, um die Wirkung zu verstärken.

Kombination mit täglichen Routinen

Energiearbeit lässt sich hervorragend mit den täglichen Routinen deines Tieres kombinieren. Nutze die Zeit beim Füttern, Gassigehen oder Pflegen deines Tieres, um energetische

Übungen durchzuführen. Zum Beispiel kannst du während des Bürstens die Aura deines Tieres reinigen, indem du dir vorstellst, wie du mit jeder Bürstenbewegung negative Energien wegstreifst. Beim Spazierengehen kannst du bewusst in Kontakt mit der Natur treten und die Energie der Umgebung nutzen, um dein Tier zu stärken und zu revitalisieren.

Regelmäßige Check-ins

Ein wichtiger Aspekt der energetischen Arbeit ist die regelmäßige Überprüfung des energetischen Zustands deines Tieres. Plane feste Zeiten ein, in denen du dich intensiv mit deinem Tier verbindest und seine Energie wahrnimmst. Dies kann einmal pro Woche oder sogar täglich geschehen, je nachdem, wie es dir und deinem Tier am besten passt. Diese Check-ins helfen dir, Veränderungen frühzeitig zu erkennen und gezielt auf energetische Ungleichgewichte zu reagieren.

Geduld und Vertrauen

Zuletzt ist es wichtig, geduldig zu sein und darauf zu vertrauen, dass sich die energetische Arbeit positiv auf dein Tier auswirkt. Veränderungen können subtil und allmählich sein, aber mit der Zeit wirst du feststellen, dass dein Tier ausgeglichener, gesünder und glücklicher wird. Vertraue auf den Prozess und sei offen für die Botschaften, die dein Tier dir sendet.

Indem du energetische Arbeit fest in den Alltag integrierst, kannst du nicht nur das Wohlbefinden deines Tieres verbessern, sondern auch eure Beziehung auf eine tiefere, harmonischere Ebene bringen. Die regelmäßige Anwendung dieser Techniken stärkt das Vertrauen zwischen dir und deinem Tier und fördert eine liebevolle, respektvolle Verbindung.

Langfristige Integration und Pflege

Das ist ganz einfach: Ich nehme mir einfach die Zeit dafür, entweder morgens oder abends, und frage dann, ob es irgendwelche negativen Energien gibt. Wenn keine da sind, muss auch nichts getan werden. Wenn sie jedoch vorhanden sind, kann ich das Clearing laufen lassen oder einen Körperprozess anwenden, je nach Art, was gerade gebraucht wird. Ist es eher ein psychisches Thema, ein körperliches Thema oder handelt es sich um ein Störfeld? Natürlich kann man das auch ganzheitlich kombinieren, zum Beispiel mit einer Futtermittelanalyse, der Verwendung von Vitalpilzen, Lasertherapie, Faszien-Frequenztherapie oder was auch immer gerade vom Tier benötigt wird.

Die energetische Arbeit ist für mich der Grundbaustein, um zu überprüfen, ob es energetische Blockaden gibt, die aufgelöst werden müssen, damit das Tier die Möglichkeit hat, seine Selbstheilungskräfte zu aktivieren. Zuerst sollten diese Blockaden beseitigt werden, und danach kann das gesamte übrige Thema behandelt werden. Es ist eigentlich wie beim Zähneputzen: Man kann das in den Tagesablauf integrieren. Je öfter man das tut, desto kürzer werden die Sessions oder die Behandlungen, da sich das Tier immer in einem besseren Zustand befindet und diese Arbeit dann gar nicht mehr benötigt.

Erfahrungsberichte und Beispiele

Ein kleiner Mischlingsrüde, der aus dem Süden kam, war mit Babesiose infiziert und hatte ein schlechtes Verdauungssystem. Auch er war schon bei verschiedenen Ärzten ohne Erfolg, bevor er zu mir kam. Zuerst wurden die energetischen Blockaden gelöst, und es ging ihm schon viel besser. Doch die Verdauung besserte sich noch nicht sofort zu hundert Prozent. Die Halterin war zunächst skeptisch, als ich eine Futterumstellung inklusive der Gabe von Vitalpilzen vorschlug. Doch genau das brachte den gewünschten Erfolg, der bis heute anhält. Zusätzlich wandte ich auch einen Körperprozess an, den die Halterin erlernt hat und gelegentlich zur Unterstützung anwendet.

Es ist übrigens ganz einfach festzustellen, ob ein Tier energetische Arbeit wie Körperprozesse haben möchte: Möchtest du deine Hände auflegen, und das Tier geht weg, kannst du definitiv sicher sein, dass momentan kein Bedarf besteht.

Kann ich Energiearbeit bei meinem Tier anwenden, wenn es Medikamente nimmt?

Wenn ein Tier Medikamente einnimmt, kann oft eine energetische Blockade vorhanden sein. Es kommt darauf an, welche Medikamente es sind, wie viele es sind, wie der Körper durch die Medikamente beeinträchtigt ist und wie lange sie bereits eingenommen werden. Ist der Körper bereits so verändert und belastet, dass es sich um ein chronisches Thema handelt, kann es längere Zeit dauern, bis diese energetischen Blockaden gelöst sind und sich die Energien nicht so schnell bereit erklären, zu gehen.

Durch die Energiearbeit bei Tieren ist es allerdings auch möglich, im Laufe der Zeit die Medikamente abzusetzen oder zumindest zu reduzieren, abhängig vom Zustand des Tieres. Auf jeden Fall ist eine Zusammenarbeit mit Tierärzten das Beste, was man tun kann. Energetische Arbeit ersetzt nicht die Arbeit von Tierärzten. Sie ist einfach eine ganz andere Art der Behandlung, die sich durchaus mit der Arbeit der Tierärzte ergänzen lässt, sofern diese dafür offen sind.

Wechselwirkungen und Vorsichtsmaßnahmen

Bei der Anwendung energetischer Arbeit bei Tieren ist es wichtig, mögliche Wechselwirkungen zu berücksichtigen, insbesondere wenn das Tier gleichzeitig konventionelle medizinische Behandlungen erhält. Energetische Techniken wie Reiki, Heilsteine oder Körperprozesse wirken auf feinstofflicher Ebene und können die Wirkung von Medikamenten, Nahrungsergänzungsmitteln oder anderen therapeutischen Maßnahmen beeinflussen.

Einige Tiere reagieren sehr sensibel auf energetische Eingriffe, was zu einer Verstärkung oder Abschwächung der Wirkung von Medikamenten führen kann. Dies ist besonders relevant, wenn das Tier starke Medikamente wie Schmerzmittel oder Steroide erhält, da die energetische Arbeit die körpereigenen Heilungsprozesse aktiviert und die Reaktion auf diese Medikamente verändern kann.

Es ist daher ratsam, eng mit einem Tierarzt oder einer Tierheilpraktikerin zusammenzuarbeiten, wenn du energetische Arbeit in Kombination mit konventionellen Behandlungen anwenden möchtest. Eine offene Kommunikation darüber, welche energetischen Methoden verwendet werden, hilft, die bestmögliche Betreuung für dein Tier sicherzustellen und mögliche unerwünschte Effekte zu vermeiden. Auch regelmäßige Überprüfungen und Anpassungen der Behandlung können notwendig sein, um die Gesundheit und das Wohlbefinden deines Tieres optimal zu unterstützen.

Ergänzende Anwendungsmöglichkeiten

Eine weitere ergänzende Anwendungsmöglichkeit besteht darin, die energetische Arbeit auf die emotionalen und mentalen Zustände des Tieres zu richten. Medikamente behandeln oft nur den physischen Aspekt einer Krankheit, während energetische Arbeit hilft, emotionale Blockaden oder Ängste zu lösen, die durch die Krankheit oder den Behandlungsprozess entstanden sind. Tiere, die unter chronischen Krankheiten leiden oder langfristig Medikamente einnehmen, profitieren oft davon, wenn ihre emotionalen Bedürfnisse ebenfalls berücksichtigt werden.

Mit der richtigen Balance aus medizinischer Versorgung und energetischer Arbeit kannst du das Wohlbefinden deines Tieres ganzheitlich unterstützen.

Praxisbeispiele und Erfahrungsberichte

Bei meiner Golden Retriever Hündin, die im Alter eine Schilddrüsenunterfunktion entwickelte, konnten durch die Lösung energetischer Blockaden und eingeschlossener Emotionen zunächst das Medikament reduziert und später auf Homöopathie umgestellt werden.

Ein Islandpferd konnte durch energetische Arbeit und Unterstützung mit Faszienfrequenztherapie innerhalb von zwei Wochen auf Cortison verzichten und vier Wochen später auf jegliche Medikamente. Auch die Fütterung und Bewegung wurden optimiert; Leckerlis wurden durch Obst ersetzt.

Zusammenarbeit mit Tierärzten

Die Zusammenarbeit mit Tierärzten ist ein wesentlicher Aspekt der energetischen Arbeit mit Tieren. Energetische Techniken können eine wertvolle Ergänzung zur traditionellen Tiermedizin sein, ersetzen diese jedoch nicht. Daher ist es wichtig, eine enge und kooperative Beziehung zu deinem Tierarzt zu pflegen, um die bestmögliche Betreuung für dein Tier zu gewährleisten.

Wenn du energetische Methoden wie Heilsteine, Körperprozesse oder Hausclearing anwendest, informiere deinen Tierarzt darüber. Dies ermöglicht es, beide Ansätze – energetisch und medizinisch – optimal zu integrieren. Ein offener Dialog zwischen dir und deinem Tierarzt kann dazu beitragen, potenzielle Wechselwirkungen oder Kontraindikationen zu vermeiden und sicherzustellen, dass alle Behandlungen harmonisch aufeinander abgestimmt sind.

Tierärzte können zudem wertvolle Hinweise geben, wann und wie energetische Arbeit am besten eingesetzt werden sollte, insbesondere bei chronischen Erkrankungen oder komplexen Gesundheitsproblemen. Diese Zusammenarbeit führt zu einem umfassenden Pflegeansatz, der sowohl die körperliche als auch die energetische Gesundheit deines Tieres fördert. Letztlich profitieren alle Beteiligten – du, dein Tier und der Tierarzt – von einem integrativen Ansatz, der das Wohl deines Tieres in den Mittelpunkt stellt.

WELCHE ROLLE SPIELT DIE ERNÄHRUNG MEINES TIERES IN DER ENERGETISCHEN GESUNDHEIT?

Die Ernährung spielt eine zentrale Rolle in der energetischen Gesundheit von Tieren und ist ein wesentlicher Faktor, der den Erfolg energetischer Arbeit maßgeblich beeinflusst. Eine ausgewogene, artgerechte Ernährung unterstützt nicht nur die körperliche Gesundheit, sondern hat auch tiefgreifende Auswirkungen auf die energetische Balance eines Tieres. Diese Balance ist entscheidend, um die Selbstheilungskräfte des Körpers zu aktivieren und das allgemeine Wohlbefinden zu fördern.

Einfluss der Ernährung auf die energetische Balance

Tiere, wie Hunde und Katzen, sind von Natur aus Fleischfresser. Ihr Verdauungssystem ist darauf ausgelegt, tierische Proteine effizient zu verarbeiten. Eine Ernährung, die nicht den natürlichen Bedürfnissen entspricht, kann zu Mangelerscheinungen führen, die wiederum energetische Blockaden verursachen können. Diese Blockaden behindern den Energiefluss im Körper, was sich negativ auf das allgemeine Wohlbefinden und die Fähigkeit zur Selbstregulation auswirkt. Energetische Arbeit, wie das Clearing von Blockaden oder die Anwendung von Heilsteinen, kann nur dann optimal wirken, wenn der Körper in einem energetisch ausgeglichenen Zustand ist, was durch eine passende Ernährung unterstützt wird.

Veganismus und alternative Ernährungsformen

In den letzten Jahren haben alternative Ernährungsformen, wie eine vegane Ernährung für Hunde und Katzen, an Popularität gewonnen. Während diese Ernährungsweise aus ethischen Gründen von manchen Haltern bevorzugt wird, ist es wichtig, die speziellen

Bedürfnisse von Fleischfressern zu berücksichtigen. Eine vegane Ernährung kann, wenn sie nicht richtig ergänzt wird, zu Nährstoffmängeln führen, die den Energiefluss stören. Dies zeigt sich häufig in Form von niedrigem Energielevel, Hautproblemen oder Verdauungsstörungen. Solche Ungleichgewichte können die Effizienz energetischer Methoden stark beeinträchtigen, da der Körper nicht die nötigen Ressourcen hat, um auf die energetische Arbeit angemessen zu reagieren.

Qualität des Futters und energetische Arbeit

Neben der Art der Nahrung ist auch die Qualität des Futters von entscheidender Bedeutung. Hochwertiges Futter, das frei von künstlichen Zusätzen, Konservierungsmitteln und minderwertigen Füllstoffen ist, unterstützt die energetische Gesundheit des Tieres. Billiges Futter hingegen kann den Körper belasten und energetische Disharmonien verursachen. Ein Beispiel dafür ist die Verwendung von Futter mit hohem Getreideanteil, das für viele Tiere schwer verdaulich ist und zu einer Ansammlung von Toxinen im Körper führen kann. Solche Toxine können den Energiefluss blockieren und die Arbeit an den energetischen Ebenen erschweren.

Energetische Arbeit kann auch dazu beitragen, die Auswirkungen einer suboptimalen Ernährung abzumildern. Durch gezielte energetische Methoden, wie das Clearing von toxischen Energien oder die Verwendung von Heilsteinen, die den Verdauungstrakt unterstützen, können einige der negativen Effekte ausgeglichen werden. Allerdings sollte dies nicht als Ersatz für eine gute Ernährung betrachtet werden, sondern vielmehr als Ergänzung, um den Körper bei der Verarbeitung und Ausscheidung von Toxinen zu unterstützen.

Ein Beispiel ist eine französische Bulldogge, die mit Insektenfutter gefüttert wurde. Auch darauf hat sie mit heftigem Juckreiz reagiert, da erstens das Verdauungssystem nicht darauf ausgerichtet war und zweitens über 50 % Reisanteil enthalten waren, also viel zu viele Kohlenhydrate. Der falsche Futteransatz führt so zu gesundheitlichen Schäden.

Empfehlungen Ernährung und Tipps

Die richtige Fütterung deines Tieres ist essenziell für dessen Gesundheit und Wohlbefinden. Eine ausgewogene Ernährung, die auf die spezifischen Bedürfnisse deines Tieres abgestimmt ist, bildet die Grundlage für ein langes und gesundes Leben.

Für Hunde und Katzen, die von Natur aus Fleischfresser sind, sollte die Ernährung hauptsächlich aus hochwertigem Fleisch bestehen. Achte darauf, dass das Futter frei von künstlichen Zusätzen, Konservierungsmitteln und minderwertigen Füllstoffen ist, da diese den Körper belasten und langfristig gesundheitliche Probleme verursachen können.

Bei der Fütterung von Rohfleisch (BARF) ist es wichtig, auf eine ausgewogene Mischung aus Muskelfleisch, Innereien und Knochen zu achten und die Nahrung gegebenenfalls mit Vitaminen und Mineralien zu ergänzen, um Mangelerscheinungen zu vermeiden. Trocken- oder Nassfutter sollte ebenfalls sorgfältig ausgewählt werden, wobei der Fleischanteil hoch und der Getreideanteil niedrig sein sollte.

Für Pferde ist qualitativ hochwertiges Heu das Grundnahrungsmittel, ergänzt durch passendes Kraftfutter, falls notwendig. Achte darauf, dass das Heu frei von Schimmel und Staub ist, um Atemwegserkrankungen zu vermeiden. Frisches Wasser sollte immer verfügbar sein. Zusätzlich können Nahrungsergänzungsmittel wie Vitalpilze oder Öle die Gesundheit deines Tieres unterstützen, sollten jedoch gezielt und in Absprache mit einem Therapeuten eingesetzt werden.

Praxisbeispiele

Prinzipiell kann ich nicht sagen, dass der Hund dieses Futter haben muss oder jenes Futter. Jedes Tier ist individuell und hat andere Erfahrungen gemacht. Mein Hund ist ein Straßenhund aus Rumänien, und sein Verdauungssystem ist nicht dafür geschaffen, ein sehr hochwertiges Futter verdauen zu können. Auch ich habe ihn langsam umgestellt, und dennoch hatte er lange Zeit Durchfall, weil er sich, wie gesagt, nur vom Müll ernährt hat. Ich muss einfach sagen, dass das Futter, das ich mir vorgestellt habe, er nicht vertragen kann, also muss ich auf ein anderes umswitchen. Ob das meiner Vorstellung entspricht, ist nicht immer der Fall, aber wenn er damit gut zurechtkommt und alles in Ordnung ist, dann darf es auch mal ein Futter sein, von dem ich vielleicht nicht so ganz überzeugt bin.

Meine Oma war in der Evakuierung in der Nähe von Fulda, und diese Menschen hatten eine Mühle. Da es dort nicht viel Fleisch gab, wurde dieser Hund nur mit Brot ernährt, und auch dieser Hund hat überlebt, weil er von klein auf nichts anderes kannte. Es war natürlich nicht die beste Ernährung, aber für ihn und seinen Verdauungsapparat war es so in Ordnung. Er konnte überleben und das über Jahre. Natürlich hatte er auch Mangelerscheinungen, aber da er nichts anderes kannte, hat ihm auch nichts anderes gefehlt. Wie gesagt, von artgerechter Ernährung war er meilenweit entfernt, doch der Körper hatte sich den Umständen angepasst.

Ein weiteres Beispiel ist eine französische Bulldogge, die mit Insektenfutter gefüttert wurde. Auch darauf hat sie mit heftigem Juckreiz reagiert, da erstens das Verdauungssystem nicht darauf ausgerichtet war, Insektenprotein zu verdauen, und zweitens über 50 % Reisanteil enthalten war, also viel zu viele Kohlenhydrate. Der falsche Futteransatz führte so zu gesundheitlichen Schäden.

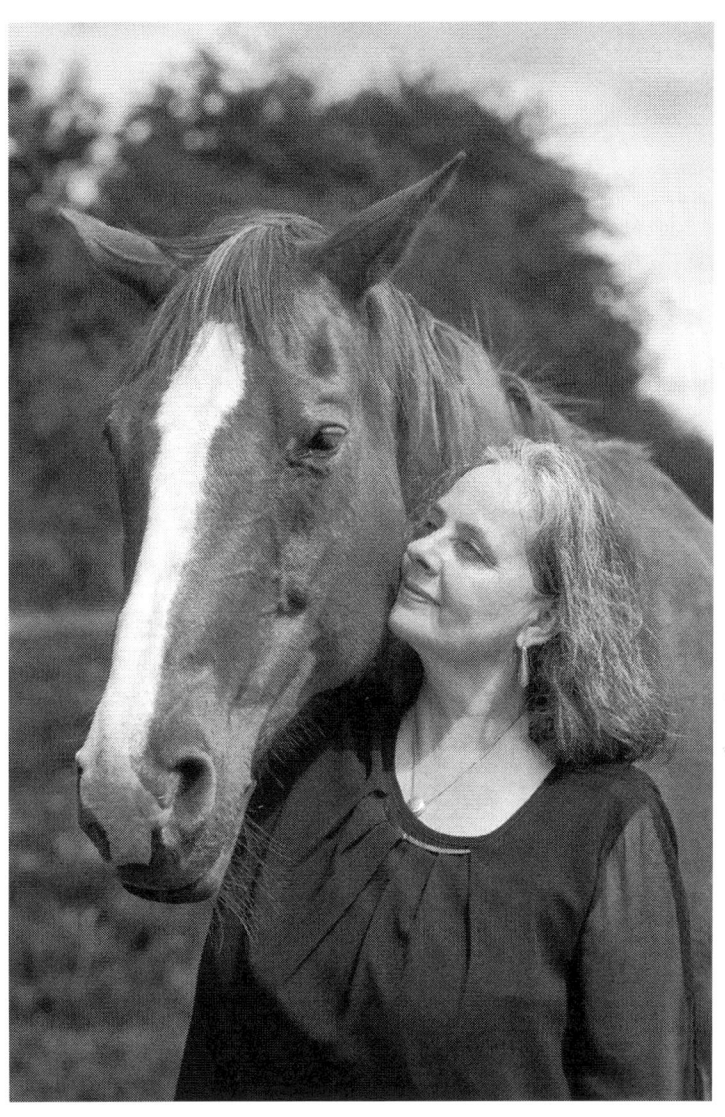

KAPITEL 7: PERSÖNLICHKEITSENTWICKLUNG FÜR DEN TIERHALTER

WIE KANN ICH DURCH PERSÖNLICHKEITSENTWICKLUNG MEINE FÄHIGKEITEN IN DER ENERGIEARBEIT VERBESSERN?

Mit Entitäten zu sprechen oder sich mit ihnen zu befassen, hat zum Ziel, mehr Bewusstsein und Gewahrsein bezüglich Entitäten, Seelen, Geistern, Wesenheiten und der Art und Weise, wie Menschen mit ihnen interagieren und kommunizieren, zu erlangen. Hast du Angst davor, weil es dir von deinen Eltern so beigebracht wurde? Angst führt oft dazu, dass man in den Widerstand geht, sich diese Dinge genauer anzuschauen, und sich stattdessen lieber ablenkt und etwas anderes tut.

Bei mir war es auf jeden Fall so: Je mehr ich mich dagegen gesträubt habe, diese Dinge wahrzunehmen, desto mehr sind sie mir regelrecht vor die Füße gefallen. Das beste Beispiel dazu war meine eigene Katze. Ich war auf dem Weg zu meinem ersten Seminar, das sich mit dieser Thematik beschäftigte, und meine Freundin sollte während meiner Abwesenheit auf die Katzen aufpassen. Natürlich wollte ich, dass die Wohnung besonders sauber und ordentlich aussieht, wenn jemand kommt, und so habe ich noch schnell staubgesaugt. Es dämmerte bereits, aber ich hatte kein Licht angemacht.

Während ich saugte, bin ich meiner Katze auf den Schwanz getreten. An sich nicht so schlimm, sie hat nur kurz gequietscht und ist weggelaufen. Alles schien in Ordnung, also habe ich weitergesaugt. Doch dann bemerkte ich etwas auf dem Boden und fand die Spitze ihres Schwanzes. Ich hatte ihr tatsächlich die letzten paar Zentimeter, etwa die Schwanzspitze, abgetreten. Der letzte Schwanzwirbel ragte heraus wie ein Zahnstocher. Es hat leicht geblutet, aber da hinten kaum noch Gewebe ist, war es nicht so schlimm, wie es auf den ersten Blick wirkte.

Damals konnte ich bereits gut mit Tieren kommunizieren und habe meine Katze gefragt, ob ich zum Seminar fahren kann oder ob ich lieber bei ihr bleiben soll. Sie meinte, ich könne fahren, es sei alles in Ordnung. Trotzdem war ich völlig aufgelöst, denn wie konnte mir, jemandem, der so sehr auf das Wohl der Tiere bedacht ist, so etwas passieren? Als ich völlig fertig bei meinem Seminar ankam, sagte die Seminarleiterin zu mir: "Na ja, das warst ja gar nicht du!"

Ich: Hä, wie das war gar nicht ich?

Sie: Ja, ich würde mal, wenn ich nach Hause komme, schauen, ob da vielleicht noch irgendwie irgendjemand übrig geblieben ist.

Genau das habe ich dann auch getan, da ich in einer alten Arztpraxis wohne. Tatsächlich war dort noch jemand „übrig geblieben". Da ich seine Signale lange Zeit missachtet und nicht darauf reagiert hatte, musste er irgendwann drastischer werden, um meine Aufmerksamkeit zu erlangen. Da er mir eigentlich helfen wollte, habe ich ihm erlaubt, in meinem alten Computer im Arbeitszimmer zu wohnen. Dort ist er mittlerweile allerdings auch schon weitergezogen. Das war mein erstes Erlebnis mit Entitäten oder wie auch immer du es nennen möchtest. Und ja, wäre es mir nicht selbst passiert, hätte ich mich wohl nie mit diesem Thema befasst. Ich hätte gar nicht entdeckt, dass ich diese Fähigkeiten besitze. Natürlich sind diese Fähigkeiten nicht über Nacht aufgetaucht, und es war auch nicht sofort alles glasklar. Es hat eine Weile gedauert, bis ich wirklich geglaubt habe, dass ich etwas bewirken kann und dass ich die Fähigkeit habe, damit zu arbeiten.

Im Grunde genommen besitzt jeder Mensch die Fähigkeit, energetische Wahrnehmungen zu haben. Leider wird uns diese natürliche Fähigkeit oft im Laufe des Lebens abtrainiert. Kinder und Tiere sind in dieser Hinsicht viel offener und unvoreingenommener. Wenn dein Kind zum Beispiel schlecht schläft und dir erzählt, dass es jemanden im Zimmer gespürt hat, kannst du durchaus glauben, dass dort tatsächlich eine Präsenz war. Genauso verhält es sich mit Tieren. Sie sind sehr sensibel und nehmen feinstoffliche Energien wahr. Wenn du eine enge und vertraute Beziehung zu deinem Tier hast, wirst du feststellen, dass auch du diese Energien wahrnehmen kannst. Besonders Katzen sind Meister darin, negative Energien zu erkennen. Wenn sie lange Zeit auf einen bestimmten Punkt starren, ohne sich abzuwenden, deutet das oft darauf hin, dass dort etwas Ungewöhnliches vor sich geht.

Mit etwas Übung kannst auch du lernen, solche feinstofflichen Wahrnehmungen zu erkennen. Der schwierigste Teil ist oft, deine eigenen Zweifel und Ängste in Bezug auf solche Erfahrungen abzulegen und Vertrauen in deine Fähigkeiten zu entwickeln. Es geht darum, die bewusste Entscheidung zu treffen, dich auf diese Erfahrungen einzulassen. Sobald du dir selbst vertraust, wirst du nicht das Bedürfnis verspüren, anderen deine Fähigkeiten beweisen oder rechtfertigen zu müssen. Du wirst einfach wissen, dass du es kannst – und das ist alles, was zählt.

Natürlich kann es eine Weile dauern, bis du diesen Punkt erreichst, da Selbstzweifel oft tief verwurzelt sind. Doch ebenso wie die Entitäten, die als Schutzengel oder geistige Führer bezeichnet werden, sind feinstoffliche Wesenheiten dazu da, dich zu unterstützen. Sie können dir Kraft geben, dich beschützen und dir den Rücken stärken, aber sie tun dies nur, wenn du es möchtest und sie darum bittest.

Um herauszufinden, ob solche Wesenheiten um dich herum sind, kannst du dir regelmäßig Zeit nehmen, dich zu entspannen und diese Wesen bewusst bitten, sich dir zu zeigen oder dich zu berühren. Die Art und Weise, wie sie sich bemerkbar machen, ist individuell verschieden. Manche Menschen spüren vielleicht einen sanften Windhauch, andere erleben ein leichtes Kribbeln oder elektrische Impulse. Einige erhalten innere Bilder oder Nachrichten. Die Intensität und Dauer dieser Wahrnehmungen variiert von Person zu Person.

Diese Übung hilft dir, dich mit dem Thema vertraut zu machen und deine Sensibilität zu schärfen. Es kann passieren, dass du währenddessen leichte Schwindelgefühle oder Benommenheit verspürst. Das ist jedoch ein Zeichen dafür, dass du dich mit diesen Energien verbunden hast. Diese Praxis kann dein Leben nachhaltig verändern.

Wenn du von vornherein annimmst, dass alle diese Energien negativ oder bedrohlich sind, wirst du wahrscheinlich auch entsprechende Erfahrungen machen. Gehst du hingegen davon aus, dass diese Energien positiv und unterstützend sind, wirst du entsprechende Erlebnisse haben. Es ist wichtig, während dieser Übungen im Hier und Jetzt zu bleiben und dich nicht von anderen Gedanken ablenken zu lassen. Versuche auch, keine vorschnellen Interpretationen zu machen, die vielleicht gar nicht zur Situation passen. Dein Körper ist ein wertvoller Indikator, der dir ständig Informationen darüber gibt, was um dich herum geschieht. Wenn ein Wesen versucht, mit dir in Kontakt zu treten, wird es alles tun, um deine Aufmerksamkeit zu erlangen. Das kann sich in Form von unkontrollierbarem Husten, Kopfschmerzen, Schwindel, Kribbeln in den Händen oder einem leichten Schauer über den Rücken äußern.

Techniken zur Selbstentwicklung und Stressüberwältigung

Und auch wenn du schlecht gelaunt bist, kann das ein Zeichen von Entitäten sein. Wenn du sie wahrnimmst, anerkennst und weißt, dass sie da sind, kann sich deine Stimmung gleich verbessern. Deine schlechte Laune kann also ein Hinweis darauf sein, dass Entitäten mit dir kommunizieren oder zumindest versuchen, deine Aufmerksamkeit zu erlangen.

Für mich ist zum Beispiel ein Kranich die Garantie für gute Laune. Komme ich auf die Koppel und sehe Kraniche, die schon rufen, wenn ich aus dem Auto steige, dann weiß ich genau, dass der Tag gut wird. Das war bisher immer so. Für mich sind sie positive Energien und freundliche Entitäten.

Als nächste Übung ist es auch wichtig, die Beziehung zu deinem Körper wieder aufzubauen. Diese Verbindung haben wir oft schon als kleine Kinder aufgegeben. Damals wussten wir ganz genau, was wir essen, trinken oder wann wir schlafen wollten. Doch schon früh begann die Manipulation von außen, die uns nicht diese Freiheit ließ.

Um diese Verbindung wieder zu spüren und zu empfangen, kannst du beginnen, deinem Körper Fragen zu stellen, die ihn betreffen:

- Was möchtest du trinken oder essen?

- Wie willst du dich kleiden?

- Welche Bewegung würde dir Spaß machen?

Das beginnt bereits beim Einkaufen im Supermarkt. Wenn du vor den Regalen stehst und unsicher bist, ob du dieses oder jenes Produkt wählen sollst, kannst du deinen Körper um Rat fragen. Er wird dir eine Antwort geben. Natürlich braucht es etwas Übung, bis man diese Fähigkeit entwickelt hat, und es ist keine Fähigkeit, die man in wenigen Minuten erlernt. Doch auf diese Weise kannst du allmählich wieder eine tiefere Verbindung zu deinem Körper aufbauen.

Wenn du zum Beispiel Rückenschmerzen hast, kannst du dich fragen, ob diese Schmerzen mit energetischen Einflüssen oder emotionalen Themen zusammenhängen. Dein Körper wird dir Signale geben. Wenn du Schmerzen spürst, könnte es sein, dass du dich gegen die gegenwärtige Situation wehrst, sie nicht akzeptierst und im Widerstand bist. Diese Haltung wird dir jedoch nicht weiterhelfen. Im Gegenteil, dein Körper versucht, dir etwas mitzuteilen, aber du ignorierst diese Hinweise und bleibst im Widerstand. Es ist daher hilfreich, die aktuelle Situation anzunehmen und dich zu fragen, was du jetzt tun kannst.

Auch bei der Anwendung von Körperprozessen ist es so, dass jeder in der Lage ist, diese Techniken zu nutzen. Alles, was du dafür benötigst, ist die Bereitschaft, den Körper zu berühren und auf die Rückmeldungen des Körpers zu achten, mit dem du arbeitest. Interessanterweise wirken diese Prozesse bei Tieren oft besonders gut, da sie bereitwillig ihre Beschwerden loslassen, um sich besser zu fühlen, ohne dass sie daran glauben müssen.

Zwei einfache Übungen zur Dankbarkeit können dir helfen, die Verbindung zu deinem Körper wiederherzustellen und ein Gefühl von Frieden und Ruhe in dir zu erzeugen.

Dankbarkeitsübung: Erinnerung an Dankbarkeit

Finde einen schönen Stein oder einen Handschmeichler, den du regelmäßig bei dir tragen kannst. Dieser Stein dient als Symbol deiner Dankbarkeit und erinnert dich im Alltag daran. Platziere ihn auf deinem Schreibtisch oder an einem Ort in deinem Zuhause, an dem du oft vorbeikommst. Abends kannst du ihn auf deinen Nachttisch legen. Jedes Mal, wenn du den Stein siehst, halte inne und überlege, wofür du dankbar bist. Selbst wenn du gerade mit Sorgen oder Ängsten kämpfst, wähle einen Gedanken, der dir Halt gibt, wie zum Beispiel: „Ich bin dankbar, dass ich meine Rechnungen begleichen kann" oder „Ich bin dankbar für meine Gesundheit." Anfangs mag sich das vielleicht unecht anfühlen, doch je häufiger du dich in Dankbarkeit übst, desto mehr positive Energie wirst du in dein Leben ziehen. Denn das, worauf du deinen Fokus legst, wird wachsen. Dankbarkeit hilft dir langfristig, eine positivere Denkweise zu entwickeln.

Dankbarkeitsübung: Wertschätzung für deinen Körper

Nimm dir 15 Minuten Zeit, um dich in eine bequeme Position zu setzen oder zu legen. Schließe deine Augen und lenke deine Aufmerksamkeit auf deinen Körper. Beginne bei deinen Füßen und Beinen. Bedanke dich bei ihnen dafür, dass sie dich durch dein Leben tragen und dir ermöglichen, aufrecht zu stehen und zu gehen. Gehe gedanklich weiter zu deinem Bauch und drücke auch deinen inneren Organen deine Dankbarkeit aus. Sie leisten nicht nur die wichtige Aufgabe der Verdauung, sondern verarbeiten auch deine Emotionen.

Lenke deine Aufmerksamkeit nach und nach auf alle Teile deines Körpers. Bedanke dich bei deinem Rücken, deinen Armen und Händen, deiner Lunge, deinem Herzen, deinen Sinnesorganen und all den anderen wunderbaren Teilen deines Körpers. Schätze deinen Körper als das kostbare und wundervolle Gefäß, das er ist.

Verbindung von persönlichem Wachstum und Tiergesundheit

Die Gesundheit eines Tieres steht oft in direktem Zusammenhang mit dem inneren Zustand seines Halters. Tiere nehmen die Energien und Emotionen ihrer Menschen wahr und reagieren sensibel darauf. Daher hat das persönliche Wachstum des Tierhalters einen tiefen Einfluss auf die Gesundheit und das Wohlbefinden des Tieres. Wenn du als Halter an dir selbst arbeitest, deinen Stress reduzierst, innere Ruhe entwickelst und ein höheres

Bewusstsein für deine eigenen Emotionen erlangst, wird sich dies positiv auf dein Tier auswirken.

Ein zentrales Element dieses Wachstums ist die Selbstreflexion. Indem du lernst, auf deine
eigenen Bedürfnisse zu achten und in emotionaler Balance zu bleiben, gibst du deinem Tier
ein Gefühl von Sicherheit und Vertrauen. Tiere spüren, wenn ihre Halter gestresst, ängstlich
oder wütend sind, und diese Emotionen können sich auf sie übertragen. Durch regelmäßige
Selbstpflege und emotionale Stabilität sendest du positive Signale an dein Tier, was zu einem harmonischeren Miteinander führt.

Auch die Entwicklung von Achtsamkeit spielt eine wichtige Rolle. Persönliches Wachstum
beinhaltet oft das Erlernen von Achtsamkeitspraktiken, bei denen du bewusst im Moment
lebst. Diese Präsenz hilft dir, die feinen Signale deines Tieres besser wahrzunehmen und auf
seine Bedürfnisse einzugehen. Je mehr du in der Lage bist, auf deine eigenen Energien zu
achten, desto besser kannst du verstehen, was dein Tier kommuniziert.

Zudem stärkt das persönliche Wachstum die Verbindung zwischen dir und deinem Tier. Indem du bewusster und klarer in deiner Kommunikation wirst, verbessert sich die Beziehung
zu deinem Tier. Dein Tier wird ruhiger, ausgeglichener und fühlt sich sicherer, weil es in dir
eine verlässliche Quelle von Stabilität und Positivität sieht. Letztendlich führt dein persönliches Wachstum zu einer gesünderen, harmonischeren Beziehung zwischen dir und deinem
Tier.

Erfolgsberichte und Inspirationen

Als Beispiel eine Dame, die sich in ihrem Schlafzimmer sehr unwohl gefühlt hat und nicht
mehr richtig schlafen konnte. Sie wollte auch nicht mehr Zeit im Ankleidezimmer

verbringen. Die Räumlichkeiten erdrückten sie und machten ihre Nächte schlaflos. Nach dem Hausclearing konnte sie nach vielen Monaten wieder richtig durchschlafen und hatte auch wieder Lust, ins Bett zu gehen, was vorher nicht der Fall war. Die Räume fühlten sich leicht und friedlich an, als ob sich hier viel Liebe und Licht verteilt hätte.

Eine weitere Dame aus der Schweiz fühlt sich in ihrem Zuhause, Büro und ihrer Praxis wieder wohl. Sie ist sicher und erleichtert, befreit von den Störfrieden und den belastenden Energien. Ich konnte ihr helfen, wieder eine harmonische Umgebung zu schaffen.

WELCHE ROLLE SPIELT MEINE EIGENE ENERGIE UND STIMMUNG BEI DER HEILUNG MEINES TIERES?

Einfluss der eigenen Energie auf das Tier

Das spielt natürlich eine sehr große Rolle, denn, wie ich schon vorher erwähnt habe, übernehmen Tiere zu 75 % die Krankheiten der Menschen, während nur 25 % der Krankheiten vom Tier selbst kommen. Wenn ich nicht bereit bin, mich auf das Tier einzulassen und selbst in einer guten Stimmung bin, wird das nicht funktionieren.

Auch ich selbst darf mich jeden Tag überprüfen, ob ich vielleicht irgendwelche Energien aus meinem Umfeld aufgeschnappt habe. Das ist wirklich der erste Schritt zur energetischen Arbeit, sowohl bei mir selbst als auch bei den Tieren. Bin ich den ganzen Tag in einem schlechten Zustand oder immer unzufrieden mit meiner Arbeit oder den Menschen in meinem Umfeld, wird es schwierig, energetisch zu arbeiten. Das heißt nicht, dass jeder den ganzen Tag über Frieden, Freude, Eierkuchen hat und immer super gut gelaunt ist. Das ist auch nicht der Fall, denn das Leben ist das Leben, und es gibt natürlich immer Höhen und Tiefen. Doch ich muss mir darüber bewusst sein: Wenn es mir schlecht geht, sollte ich erst einmal an meinem Zustand arbeiten. Je besser es mir geht, desto erfolgreicher bin ich bei meiner Arbeit, egal ob mit Menschen oder Tieren.

Das Grundsätzliche ist einfach die Bereitschaft, an mir selbst zu arbeiten und mich dafür zu öffnen. Und wie wir schon gesagt haben, sollten wir versuchen, nicht in eine Bewertung zu gehen, ob das eine gute oder eine schlechte Bewertung ist. Das ist völlig egal. Die Bewertung an sich ist das Thema, und ja, das ist ein langwieriges Thema. Auch ich bin noch nicht frei von Bewertungen, obwohl ich mich schon viele Jahre damit beschäftigt habe. Aber ich merke jeden Tag, wie viel einfacher das Leben ist, ohne Bewertungen auszukommen, weil sich immer mehr positive Dinge zeigen, als wenn ich täglich in die Bewertung gehe. Das ist natürlich auch eine langfristige Strategie, die sozusagen dein ganzes Leben dauern wird.

Tipps zur Selbstpflege und Energiearbeit

Selbstpflege ist ein essenzieller Bestandteil, um Energiearbeit erfolgreich und nachhaltig zu praktizieren. Sie hilft nicht nur, deine eigene Energie in Balance zu halten, sondern unterstützt auch deine Fähigkeit, positive Energien an dein Tier weiterzugeben. Hier sind einige wertvolle Tipps, um deine Selbstpflege mit Energiearbeit zu verbinden:

Regelmäßige Pausen und Achtsamkeit

Es ist wichtig, regelmäßig Pausen einzulegen und auf deinen Körper und Geist zu hören. Achtsamkeitstechniken wie Meditation oder einfache Atemübungen können dir helfen, den Moment bewusst wahrzunehmen und den Stress des Alltags loszulassen. Schon wenige Minuten pro Tag, in denen du dich auf deine Atmung konzentrierst, können dich zentrieren und deine Energie wieder aufladen.

Gesunde Ernährung und Hydratation

Dein Körper braucht die richtige Ernährung und genügend Wasser, um optimal zu funktionieren. Wenn du energetische Blockaden lösen möchtest, ist es wichtig, dass dein Körper nicht mit unnötigen Belastungen durch ungesunde Lebensmittel oder Dehydrierung kämpft. Achte auf eine ausgewogene Ernährung und trinke ausreichend Wasser, um deine Energie klar und kraftvoll zu halten.

Schlaf und Erholung

Ausreichend Schlaf ist entscheidend für deine Selbstpflege und Energiearbeit. Während du schläfst, regeneriert sich dein Körper und lädt deine Energiereserven auf. Versuche, einen regelmäßigen Schlafrhythmus zu etablieren, um deinen Körper und Geist in Balance zu halten.

Bewegung und körperliche Aktivität

Bewegung, sei es Yoga, Spazierengehen oder jede andere Form der Aktivität, kann den Energiefluss im Körper anregen und Blockaden lösen. Körperliche Aktivität fördert nicht nur deine Gesundheit, sondern auch deine Fähigkeit, energetisch klar zu bleiben.

Grenzen setzen und Schutz aufbauen

Eine wichtige Selbstpflegetechnik in der Energiearbeit ist das Setzen von energetischen Grenzen. Du solltest lernen, negative Energien von anderen Menschen oder Situationen nicht in deinen eigenen Energiekreis eindringen zu lassen. Visualisierungen, wie das Errichten eines energetischen Schutzschilds, können dir dabei helfen, dich vor negativen Einflüssen zu schützen.

Energiearbeit für dich selbst anwenden

Wie du Energiearbeit bei deinem Tier anwendest, kannst du sie auch auf dich selbst übertragen. Körperprozesse, Clearings oder einfach das Auflegen der Hände können dabei helfen, deine eigenen Blockaden zu lösen und deine Energiebalance wiederherzustellen.

Indem du regelmäßig auf dich achtest, kannst du nicht nur deine eigene Energie stabilisieren, sondern auch die positive Energie, die du für dein Tier brauchst, erhalten.

Praxisbeispiele und Erfahrungsberichte

Bin ich ständig gestresst und genervt, wird irgendwann selbst der liebste und netteste Hund hektischer und gestresster reagieren. Unsere Tiere haben nur den Halter als Vorbild und werden entsprechend dessen Verhalten übernehmen, weil es ihnen so vorgelebt wird.

Ein weiteres Beispiel ist der Hund, der auf der gleichen Seite humpelt wie sein Herrchen, das Knieprobleme hat. Der Hund ist jedoch organisch gesund und hat sich nur dem Halter angepasst.

Langfristige Strategien zur Selbstpflege

Selbstpflege ist ein kontinuierlicher Prozess, der langfristig positive Auswirkungen auf dein Wohlbefinden und deine Fähigkeit zur Energiearbeit haben kann. Eine der wichtigsten Strategien ist die Aufrechterhaltung einer regelmäßigen Praxis, die Achtsamkeit, Bewegung und gesunde Gewohnheiten umfasst. Indem du täglich kleine Routinen einbaust, wie Atemübungen oder kurze Meditationen, schaffst du eine solide Basis, um Stress abzubauen und deine Energien im Gleichgewicht zu halten.

Zudem ist es wichtig, Erholungsphasen bewusst zu integrieren. Plane Zeit für dich selbst ein, in der du einfach entspannst, kreativ bist oder Dinge tust, die dir Freude bereiten. So sorgst du langfristig für dein Wohlbefinden und erhältst deine Energie.

KAPITEL 8: WIE DU ENERGETISCHE WERKZEUGE IM URLAUB BENUTZEN KANNST

Wie komme ich sicher an?

Wenn du dich auf eine Reise begibst, sei es mit dem Auto, Zug, Flugzeug oder einem anderen Verkehrsmittel, kannst du einfache energetische Werkzeuge nutzen, um eine sichere und stressfreie Ankunft zu gewährleisten. Ein Tipp, den ich bei meinem allerersten Seminar zur energetischen Arbeit erhielt und der sich als äußerst wertvoll erwiesen hat, lautet: Bitte vor Beginn der Reise darum, dass alle Menschen und Tiere mit riskanten Absichten einen anderen Weg nehmen.

Das mag zunächst ungewöhnlich klingen, aber die Wirkung ist erstaunlich. Seit ich diese Methode anwende, hatte ich nicht nur nie größere Zwischenfälle, sondern es scheint auch, als würden meine Reisen reibungsloser verlaufen. Weniger Insekten an der Windschutzscheibe, keine Tiere, die plötzlich die Straße überqueren, und generell eine ruhige Fahrt sind die positiven Effekte dieser einfachen Praxis. Probiere es aus, und du wirst erstaunt sein, wie harmonisch und sicher deine Reisen verlaufen können. Es ist eine kinderleichte Methode, die dir viel Stress ersparen kann und dir ein Gefühl der Sicherheit gibt.

Wie kann ich die Energie im Hotelzimmer ändern?

Kennst du das Gefühl, wenn du ein Hotel betrittst und dich sofort unwohl fühlst? Die Energie in deinem Zimmer ist bedrückend, und du würdest am liebsten gleich wieder gehen. Das ist kein ungewöhnliches Phänomen, denn in Hotels kommen viele Menschen mit ihren unterschiedlichen Energien zusammen, und nicht alle hinterlassen eine positive Schwingung. Wenn du in einem Zimmer übernachtest, das nur für eine Nacht gebucht ist, hast du vielleicht nicht die Zeit oder Möglichkeit, das Zimmer zu wechseln. Doch das bedeutet nicht, dass du dich damit abfinden musst.

Ein Beispiel aus meiner eigenen Erfahrung: Als ich einmal spät in der Nacht in einem Hotel in Köln ankam, fühlte ich mich sofort unwohl in meinem Zimmer. Der Fernseher funktionierte nicht, die Bettwäsche hatte Zigarettenlöcher, und im Bad war Schimmel sichtbar. Anstatt jedoch sofort die Flucht zu ergreifen, entschied ich mich, ein Hausclearing durchzuführen – eine energetische Reinigung, die über eine Stunde dauerte. Obwohl die Umstände alles andere als ideal waren, konnte ich danach ruhig schlafen und fühlte mich deutlich besser.

Wenn du länger in einem Hotel oder einer Ferienwohnung bleibst, kannst du auch den Salzglastest anwenden. Stelle ein Glas mit Salz und Wasser in den Raum und beobachte, ob das Salz auskristallisiert – ein klares Zeichen für negative Energien, die dann neutralisiert werden können. Diese Methode funktioniert überall und ist besonders nützlich, wenn du dich in einer Umgebung nicht wohlfühlst. Mit diesen Werkzeugen kannst du sicherstellen, dass dein Aufenthalt angenehm und erholsam wird.

Was tue ich bei Problemen in der Gastronomie?

Im Urlaub kann es vorkommen, dass du auf unfreundliches oder gestresstes Personal in Restaurants triffst. Besonders in der Hochsaison sind die Mitarbeiter oft überarbeitet, was sich auf ihre Laune und den Service auswirken kann. Anstatt dich davon die Stimmung verderben zu lassen, kannst du energetische Werkzeuge nutzen, um die Situation zu verbessern. Eine sehr einfache, aber wirkungsvolle Technik ist es, sich Fragen zu stellen wie: „Wie kann es hier besser werden?" oder „Was kann ich tun, um die Stimmung zu heben?" Diese Fragen mögen banal erscheinen, aber sie haben die Kraft, die Energie im Raum zu verändern.

Ich erinnere mich an einen Urlaub, in dem ich auf besonders gestresstes Personal traf. Anstatt mich darüber zu ärgern, stellte ich mir diese Fragen und spürte, wie sich die Atmosphäre allmählich entspannte. Die Bedienung wurde freundlicher, und die gesamte Stimmung im Restaurant verbesserte sich. Es ist erstaunlich, wie viel Einfluss man selbst auf die Energie in seiner Umgebung hat und wie sich dies positiv auf die eigenen Erlebnisse auswirken kann.

Diese Technik kannst du nicht nur in Restaurants anwenden, sondern auch in jeder anderen unangenehmen Situation. Sei es in einem Stau, an einer Mautstelle oder bei anderen Unannehmlichkeiten im Urlaub – die Anwendung dieser energetischen Werkzeuge kann dir helfen, deinen Urlaub trotz kleinerer Widrigkeiten in vollen Zügen zu genießen. Du wirst sehen, dass diese einfachen Fragen und Techniken nicht nur deine eigene Stimmung verbessern, sondern auch die deiner Umgebung.

DEINE NÄCHSTEN SCHRITTE

Wie du das Gelernte jetzt umsetzen kannst:

Um das Gelernte aus der energetischen Arbeit effektiv anzuwenden, ist es wichtig, zunächst das Fundament zu stärken und Vertrauen in den eigenen Prozess aufzubauen. Ein sinnvoller erster Schritt, um in diese Welt einzutauchen, ist die Teilnahme an einem Kurs oder Workshop. Dieser bietet dir die Möglichkeit, in einem geschützten Rahmen unter professioneller Anleitung erste Erfahrungen zu sammeln. Oftmals sind es Unsicherheiten oder Ängste, die Menschen davon abhalten, sich voll und ganz auf die energetische Arbeit einzulassen. In einem Kurs wirst du nicht allein gelassen, sondern kannst in Begleitung einer erfahrenen Person die Techniken ausprobieren, Fragen stellen und Unsicherheiten abbauen.

Wenn du die Techniken zum ersten Mal anwendest, kann es sein, dass du körperliche Empfindungen wahrnimmst, die dich überraschen oder verunsichern. Zum Beispiel kann es sein, dass dein Körper zuckt, es in bestimmten Körperteilen warm wird oder du eine leichte Verspannung spürst. In einem Kurs lernst du, dass solche Empfindungen normal sind und nicht gleich Anlass zur Sorge geben müssen. Du bekommst die nötige Sicherheit, um zu verstehen, dass diese Reaktionen oft Zeichen dafür sind, dass Energien im Fluss sind und dass sich etwas im Körper bewegt. Das erleichtert es dir, die Arbeit auch zu Hause selbstständig fortzuführen.

Empfehlungen für die ersten Schritte

Für die ersten Schritte in der Eigenanwendung ist es essenziell, eine tiefe Verbindung zu deinem eigenen Körper herzustellen. Nimm dir bewusst Zeit, um in dich hineinzuhorchen und zu spüren, was dein Körper braucht. Fragen wie: „Was möchte mein Körper heute?" oder „Was tut meinem Körper gerade gut?" können dir helfen, ein besseres Bewusstsein für deine körperlichen Bedürfnisse zu entwickeln. Diese einfache Form der Achtsamkeit ist ein grundlegender Bestandteil der energetischen Arbeit. Je mehr du dich damit beschäftigst, desto deutlicher wirst du lernen, zwischen deinem wirklichen Bauchgefühl und dem, was dein Verstand oder deine Gewohnheiten dir suggerieren, zu unterscheiden.

Ebenso wichtig ist es, diese Prinzipien auf deine Tiere anzuwenden. Beobachte das Verhalten deines Tieres bewusst und lerne, auf feine Signale zu achten. Tiere sind oft sehr empfänglich für energetische Veränderungen und reagieren deutlich auf positive wie auch negative Schwingungen in ihrer Umgebung. Indem du dein Tier aufmerksam beobachtest und seine Reaktionen auf verschiedene Situationen analysierst, kannst du feststellen, wann es sich wohlfühlt oder wann es möglicherweise Unterstützung durch energetische Arbeit benötigt.

Wenn du beispielsweise bemerkst, dass dein Hund in bestimmten Situationen nervös oder ängstlich wird, kannst du ihn energetisch unterstützen, indem du selbst Ruhe und Gelassenheit ausstrahlst. Oft spiegelt ein Tier den emotionalen Zustand seines Halters wider. Wenn du lernst, deinen eigenen Stresslevel zu senken und positive Energie auszustrahlen, wird dein Tier ebenfalls ruhiger und ausgeglichener. Diese Wechselwirkung ist ein zentraler Aspekt der Tierkommunikation und energetischen Arbeit.

Mit der Zeit wirst du feststellen, dass du immer besser darin wirst, deine eigenen Bedürfnisse und die deines Tieres zu erkennen. Durch regelmäßiges Üben und Reflektieren kannst du deinen Umgang mit energetischen Techniken vertiefen und die positiven Auswirkungen auf dich und dein Tier verstärken. Je mehr du dich in diese Praxis einarbeitest, desto mehr wirst du auch von einem harmonischen Miteinander profitieren – und das sowohl in deinem eigenen Leben als auch in der Beziehung zu deinem Tier.

Zusammengefasst bedeutet die Umsetzung des Gelernten, dass du sowohl deine eigene Energie als auch die deines Tieres bewusst wahrnimmst, analysierst und harmonisierst. Der Schlüssel liegt in der regelmäßigen Praxis, der kontinuierlichen Achtsamkeit und der Bereitschaft, immer wieder auf dein Bauchgefühl zu hören. So kannst du sicherstellen, dass die energetische Arbeit zu einer natürlichen und wirkungsvollen Ergänzung deines Alltags wird.

ABSCHLUSSGEDANKEN DER AUTORIN

Wenn ich auf die Reise zurückblicke, die mich hierher geführt hat, spüre ich eine tiefe Dankbarkeit für die Erfahrungen und das Wissen, das ich in den letzten 30 Jahren sammeln durfte. Energetische Arbeit, sei es bei Menschen, Tieren oder ihrem gemeinsamen Lebensumfeld, hat mein Leben und das vieler anderer nachhaltig verändert. Es erfüllt mich, zu sehen, wie meine Methode nicht nur körperliche oder emotionale Blockaden löst, sondern auch die tiefe Verbindung zwischen Mensch und Tier stärkt und ein harmonisches Miteinander ermöglicht.

In einer Welt, die oft hektisch und stressig ist, vergessen wir leicht, wie wichtig Ruhe und Balance für unser Wohlbefinden sind. Das gilt nicht nur für uns selbst, sondern auch für unsere Tiere, die oft unsere Energien spiegeln und unbewusst unsere Lasten mittragen. Indem wir uns dieser energetischen Verbindungen bewusst werden, können wir gezielt daran arbeiten, ein Umfeld zu schaffen, in dem sich sowohl wir selbst als auch unsere Tiere sicher, entspannt und geborgen fühlen.

Ich hoffe, dass die Inhalte dieses Buches dir nicht nur wertvolles Wissen vermittelt haben, sondern dich auch ermutigen, neue Wege zu gehen. Energetische Arbeit ist kein starres System, sondern ein dynamischer Prozess, der uns stets herausfordert, weiterzulernen und uns zu öffnen. Du hast die Macht, die Gesundheit und das Wohlbefinden deines Tieres sowie deines eigenen Lebensumfelds positiv zu beeinflussen – und ich freue mich, wenn ich dich auf dieser Reise begleiten durfte.

Nutze das Gelernte, um kleine Veränderungen in deinen Alltag zu integrieren. Oft sind es die einfachen Dinge, die langfristig den größten Einfluss haben. Sei es das tägliche Bewusstsein für deine eigenen Energien, die Tierkommunikation oder das energetische Klären deines Zuhauses – du hast die Werkzeuge in der Hand, um dein Leben und das deines Tieres nachhaltig zu bereichern.

Ich danke dir von Herzen für dein Vertrauen und wünsche dir viel Erfolg auf deinem Weg.

ZUSAMMENARBEIT MIT MIR ODER MEINEM UNTERNEHMEN

Wie du von meiner Expertise profitieren kannst:

Für wen ist diese Arbeit geeignet?

Für alle Tierbesitzer, die sich auf energetische Arbeit einlassen möchten und bereit sind, täglich kurze Feedbacks zu geben. Besonders geeignet ist sie für diejenigen, die bereits bei mehreren Therapeuten waren, jedoch ohne Erfolg, und nun einen anderen Blickwinkel einnehmen möchten.

Was bringt mir die Zusammenarbeit?

Durch die Zusammenarbeit erhältst du Klarheit darüber, ob negative Energien in deinem Umfeld vorhanden sind und wie diese gelöst werden können. Du kannst selbst entscheiden, ob du die Techniken erlernen oder die Behandlung als Auftrag in Anspruch nehmen möchtest. Die Verbesserung der Situation kann je nach Lage zwischen 1 und 14 Tagen dauern; in einigen Fällen kann es auch etwas länger dauern. Stress wird abgebaut, die Selbstheilungskräfte werden aktiviert, und die Beziehung zu deinem tierischen Liebling wird gestärkt und harmonisiert.

Wie funktioniert das?

Zunächst gibt es einen Beratungscall, um zu klären, ob es tatsächlich an negativen Energien liegt. Danach werden wir die nächsten Schritte besprechen. Ich werde entweder vor Ort oder aus der Ferne mit der Behandlung beginnen. Diese besteht aus Clearings (Löschungssätzen) und Körperprozessen. Für jedes Tier und jeden Menschen werden individuelle Clearings zusammengestellt, die als Loop aufgenommen und über Nacht „laufen gelassen" werden. Ich bin auf tägliche Rückmeldungen per WhatsApp angewiesen, damit ich weiterhin agieren kann. Nach Abschluss der „Grundreinigung" wird erörtert, ob eine weitere naturheilkundliche Behandlung, wie Futterberatung, Trainingsplan oder Optimierung der Haltungsbedingungen, notwendig ist. Grundsätzlich ist eine halbjährige Überprüfung sinnvoll. Es gibt auch die Möglichkeit, Abonnements über 3, 6 oder 12 Monate abzuschließen.

Was kostet die Zusammenarbeit?

Das lässt sich pauschal nicht beantworten, da jedes Tier und jeder Mensch individuell betrachtet werden muss und unterschiedliche Bedürfnisse hat. Deshalb biete ich maßgeschneiderte Angebote für jede Situation an. Es gibt für jeden Geldbeutel die Möglichkeit, eine positive Veränderung zu erreichen.

Warum solltest du mit mir zusammenarbeiten?

Es gibt niemanden, der diese Kenntnisse so vereint: PTA, Tierheilpraktikerin, Tierphysiotherapeutin, Tierdolmetscherin und Energetikerin. Zudem bringe ich 32 Jahre Praxiserfahrung mit.

Brauche ich Vorkenntnisse?

Nein, du benötigst nur den Willen, offen für Neues zu sein, sowie die Bereitschaft, die Empfehlungen umzusetzen.

KUNDENSTIMMEN

Mit Claudia zusammenzuarbeiten ist eine tolle Erfahrung. Sie ist einfühlsam, clever und hochprofessionell in ihrer komplexen Arbeit. Gerne wieder. Absolute Empfehlung! Claudia hat meinem traumatisierten Hund wieder zu innerer Sicherheit und Ruhe verholfen. Seit ihrer Kontaktaufnahme zu ihm kam er ganz entspannt rum liegen und schlafen. Vielen Dank, liebe Claudia ♥

Ich kann nur sagen: sehr erstaunlich, wie ruhig und gut sich die eigenen Räumlichkeiten plötzlich anfühlen, nachdem Claudia "Hand angelegt" hat. Absolute Weiterempfehlung.

Die Ergebnisse Ihrer Arbeit machen mich sprachlos und begeistern.

Durch Claudia und ihre liebevolle und kompetente Art haben wir einen ganz neuen Zugang zu unserer Bella gefunden. Dankeschön.

Wunderbare Arbeit durch eine wunderbare Persönlichkeit, die dem Klang der Seele Raum gibt. Ein herzliches Danke im Namen aller, ob Mensch oder Tier!!

Eine wunderbare Frau mit wunderbaren Fähigkeiten!

Es ist so wichtig, dass es Menschen gibt die uns die Sprache der Tiere übersetzen, was wir angeblich zivilisierte Menschen leider verlernt haben, Claudia macht eine grossartige Arbeit, vielen Dank!

Claudia Cafuta hat mir ihre Unterstützung in Sachen Energiearbeit mit meinen "Gspängscht-lis" angeboten. Es war und ist grossartig, wie sie mir hat helfen können! Selbst wenn wir beide mit denselben Tools von Access Consciousness™ arbeiten, sind fremde, bzw. ihre Energie um das Zigfache kräftiger als meine eigenen.

Für mich ist es von sehr grosser Bedeutung, Personen wie Claudia in meinem Leben zu haben, die sich gegenseitig einen Beitrag sein dürfen. Eine Verbindung, die nicht nur aus Geben und Nehmen, sondern aus SCHENKEN UND EMPFANGEN besteht und weiter gehen wird.

So fühle ich mich in meinem Zuhause, in meinem Büro und meiner Praxis wieder wohl. Sicher und erleichtert, befreit von den Störfrieden und den belastenden Energien. Sie hat mitgeholfen, wieder eine harmonische Umgebung zu schaffen.

Claudia hat nicht nur die Fähigkeit, mit Tieren zu kommunizieren. Ihre energetischen Haus-Reinigungen hat wirklich transformative Ergebnisse gebracht, im privaten und geschäftlichen Bereich.

Ein empfehlenswerter, positiver Einfluss auf mein Leben, der sich weiter entwickeln darf. Den ich jedem von Herzen empfehlen kann.

Claudia Cafuta hat ein Herz für und sehr viel tiefes Wissen über Tiere! In einer verzweifelten Situation hat sie mir mit meinem Kater sehr gut und höchst erfolgreich weiter geholfen. Ich bin erfahrene Tierhalterin, habe auch in der Landwirtschaft mit Tieren gearbeitet, mein Leben lang Tiere gehabt. Hier konnte ich Neues lernen und erfahren und ich empfehle Frau Cafuta wärmstens! Top- Tierprofi!

Kontaktinformationen und Netzwerke:

Claudia Cafuta Handynummer: +49 162 9161406

E-Mail: info@tierdolmetscherin-cafuta.de

Termin buchen: https://calendly.com/cafuta

Danke möchte ich insbesondere den Tieren und Entitäten aussprechen, die mich dazu gebracht haben, in dieser Art und Weise zu arbeiten, wie ich es gerade tue. Sie haben mir ein tiefes Bewusstsein für die Fähigkeiten gegeben, die ich habe.

Ein besonderes Erlebnis war ein Pferdekurs, bei dem ein Pferd sich nur von mir behandeln ließ, während es sich bei 40 anderen Teilnehmern umdrehte und ging. Das war für mich eine große Auszeichnung, die ich zuvor nie so wahrgenommen hatte. Es wurde mir erst in diesem Moment klar, welche Fähigkeiten ich tatsächlich besitze.

Darüber hinaus durfte ich verschiedene Blockaden auflösen, was es mir ermöglichte, nach Mauritius zu reisen und dort Rennpferde zu behandeln – etwas, wozu ich mich vorher niemals getraut hätte. Auf dieser Reise konnte ich auch meine Angst vor Wasser überwinden. Als Kind bin ich fast ertrunken, und nun habe ich Parasailing hinter einem Boot gemacht und einen Unterwasserspaziergang unternommen. Außerdem bin ich über 13 Stunden geflogen, was ich zuvor ebenfalls noch nie getan hatte und wozu ich mich wahrscheinlich nicht getraut hätte.

Es gibt so viele Themen und Punkte, die ich noch lernen darf, und deshalb bin ich sehr glücklich, diesen Weg gefunden zu haben.

RESSOURCEN

Buch Tierkommunikation: Wie kann ich mein Haustier besser verstehen?

Tiere reden mit dem, der zuhört.

 Link zum Taschenbuch

https://amzn.eu/d/b5S080V

 Link zur Kindleversion:

https://amzn.eu/d/iV6wYtl

 Mein Youtube Kanal:

https://www.youtube.com/@claudiacafuta907

 Meine Facebook Seite:

https://www.facebook.com/profile.php?id=100049702071536

 Meine Linkedin Seite:

https://www.linkedin.com/in/claudia-cafuta/

 **Zur Stallanalyse:**

https://www.besttupferd.de/

ÜBER DIE AUTORIN

1992 wurde ich zur ersten Tierheilpraktikerin im Saarland. Doch schnell merkte ich, dass ich noch mehr wissen wollte. So studierte ich noch 2 Jahre Tierpsychologie. Es nützt ja nichts, über diverse Krankheiten Bescheid zu wissen, aber den Ursprung nicht zu kennen. Hat es vielleicht etwas mit Verhalten oder der Haltung zu tun? Dazu muss man erstmal „normales" Verhalten kennen. So lernte ich immer weitere Therapiearten kennen: Tierphysiotherapie, Sporttherapie, Ernährung, Vitalpilze, Vitalerde, Vitalhonig, Akupunktur und Laserakupunktur, Faszienfrequenztherapie... Auch im energetischen Bereich bildete ich mich weiter. Über "Talk to the Animals and Entities" (Mit Tieren und Wesenheiten sprechen) verstand ich, dass auch diese energetischen Themen zur schnelleren Verbesserung der Tiergesundheit führten. In der heutigen Zeit ist natürlich die Kommunikation ein sehr wichtiger Bestandteil des Alltags. Sowohl beim Menschen als auch beim Tier. Genau dieses Bewusstsein möchte ich in den Tierbesitzern wieder wecken und somit zu mehr Lebensfreude und einer harmonischen und gesunden Beziehung mit deinem Liebling beitragen.

Das beste Beispiel dafür war mein erster Hund, eine Deutsche Dogge namens Baileys. Sie sollte schon eingeschläfert werden, als sie zur Welt kam, da sie die falsche Farbe hatte. Statt schwarz/weiß hatte sie nur einen einzigen schwarzen Fleck und dazu noch blaue Fischaugen. Doch die Züchterin behielt sie trotzdem. Dann kam eine neue Hündin dazu, und die beiden konnten sich nicht leiden. Baileys bekam immer den Frust von Grace zu spüren. Sie wurde immer in den Kopf gebissen, bis ihr eines Tages der Kragen platzte und sie zum Gegenangriff überging. Grace brauchte über ein halbes Jahr, bis alle Wunden wieder verheilt waren. Ich kannte Baileys aus mehreren Praktika als Tierheilpraktikerin und wusste, sie war eigentlich lammfromm. Also nahm ich sie mit. Eine Hündin, die nur den Stall und Pferde kannte, sonst nichts. Vor Männern hatte sie große Angst, und an den ersten Tagen, als ich mit ihr spazieren gehen wollte, robbte sie nur auf allen Vieren, und ich musste Acht geben, nicht dauernd über sie zu fallen. Bäume, Wald, Autos, andere Menschen und vor allem andere Tiere machten ihr Angst. Das besserte sich zum Glück sehr rasch, als sie erkannte, nun in ihrem neuen Zuhause angekommen zu sein. Am liebsten wäre sie Schoßhund geworden, doch dafür war sie halt etwas zu groß. Es gibt unzählige Geschichten zu berichten. Einige erzählt sie selbst in meinem Podcast: „Claudias Tiergeflüster". Im Laufe der Jahre entwickelte sie sich vom ungewollten Köter zum Traumhund. Ich bin sehr froh, sie kennengelernt und auch sehr viel von ihr gelernt zu haben.

Sie hat mir viele Erfahrungen beschert, auch welche, die ich nicht unbedingt gebraucht hätte. Doch so ist das Leben, und ihr Leben dauerte 12 Jahre. Für eine Dogge schon steinalt. Ich werde sie nie vergessen.

Meine Reise in die Welt der Tierheilpraktik und Tierpsychologie war von Anfang an von einer tiefen Leidenschaft für Tiere geprägt. Bereits als Kind verbrachte ich jede freie Minute mit Tieren und entwickelte eine besondere Sensibilität für ihre Bedürfnisse und ihr Verhalten. Diese frühe Verbundenheit mit der Tierwelt legte den Grundstein für meine berufliche Laufbahn.

Während meines Studiums der Tierpsychologie lernte ich, wie wichtig es ist, das Verhalten von Tieren zu verstehen und die Ursachen für bestimmte Verhaltensweisen zu erkennen. Dieses Wissen ermöglichte es mir, ganzheitliche Behandlungsmethoden zu entwickeln, die sowohl die physische als auch die psychische Gesundheit der Tiere berücksichtigen. In meiner Praxis habe ich unzählige Tiere behandelt, die unter verschiedenen gesundheitlichen Problemen litten, und konnte durch eine Kombination aus traditionellen und alternativen Therapien vielen von ihnen helfen.

Ein besonders einprägsames Erlebnis in meiner Karriere war die Behandlung eines schwer traumatisierten Pferdes, das aufgrund schlechter Erfahrungen extrem scheu und misstrauisch gegenüber Menschen geworden war. Durch geduldige Arbeit und den Einsatz von energetischen Heilmethoden gelang es mir, das Vertrauen des Pferdes zurückzugewinnen und seine Lebensqualität erheblich zu verbessern. Solche Erfolgsgeschichten motivieren mich täglich, meine Arbeit fortzusetzen und immer neue Wege zu finden, um Tieren zu helfen.

Im Laufe der Jahre habe ich auch zahlreiche Workshops und Seminare besucht, um mein Wissen ständig zu erweitern und auf dem neuesten Stand zu bleiben. Der Austausch mit anderen Experten und das Lernen von neuen Techniken sind für mich von unschätzbarem Wert. Zudem habe ich begonnen, mein Wissen und meine Erfahrungen in Büchern und Vorträgen weiterzugeben, um auch andere Tierhalter und Therapeuten zu inspirieren und zu unterstützen.

Ein weiteres Highlight meiner Karriere war die Teilnahme an internationalen Konferenzen und die Zusammenarbeit mit führenden Experten auf dem Gebiet der Tierheilkunde. Diese Erfahrungen haben meinen Horizont erweitert und mir gezeigt, wie wichtig es ist, über den Tellerrand zu schauen und von den besten Praktiken weltweit zu lernen.

Mein Ziel ist es, eine Brücke zwischen Wissenschaft und alternativen Heilmethoden zu schlagen und dadurch das bestmögliche Wohl für die Tiere zu erreichen. Ich glaube fest daran, dass jedes Tier das Recht auf eine liebevolle und ganzheitliche Betreuung hat, die sowohl seine körperlichen als auch seine seelischen Bedürfnisse berücksichtigt.

In meiner Freizeit engagiere ich mich auch ehrenamtlich in verschiedenen Tierschutzorganisationen und arbeite daran, das Bewusstsein für die Bedeutung einer artgerechten

Tierhaltung und Pflege zu schärfen. Es ist mir ein Herzensanliegen, dazu beizutragen, dass Tiere überall auf der Welt ein besseres Leben führen können.

Durch meine Arbeit habe ich die tiefe Verbundenheit zwischen Mensch und Tier immer wieder neu erlebt und erkannt, wie sehr beide Seiten voneinander profitieren können. Diese Erkenntnisse möchte ich weitergeben und hoffe, dass ich durch meine Bücher, Vorträge und persönlichen Beratungen viele Menschen dazu inspirieren kann, sich intensiver mit den Bedürfnissen ihrer tierischen Gefährten auseinanderzusetzen und ihnen ein erfülltes und gesundes Leben zu ermöglichen.

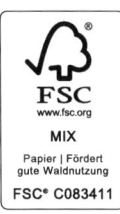

Zeitfracht Medien GmbH
Ferdinand-Jühlke-Straße 7
99095 Erfurt, Deutschland
produktsicherheit@kolibri360.de